以 思 想 为 樯 橹

商务印书馆（杭州）有限公司出品

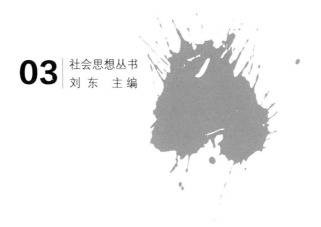

03 | 社会思想丛书
刘 东 主编

American Contagions

Epidemics and the Law from Smallpox to
COVID-19

美国传染病

瘟疫与法律，从天花到新冠

〔美〕约翰·费边·威特 著

苏文敬 译

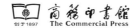
商务印书馆
创于1897 The Commercial Press

总　序

刘　东

就这套丛书的涉及范围而言，一直牵动自己相关思绪的，有着下述三根连续旋转的主轴。

第一根不断旋转的主轴，围绕着"我思"与"他思"的关系。照我看来，夫子所讲的"学而不思则罔，思而不学则殆"，正是在人类思想的进取过程中，喻指着这种相互支撑的关系。也就是说，一副头脑之"学而时习"的过程，正是它不断汲取"他思"的过程，因为在那些语言文字中结晶的，也正是别人先前进行过的思考；而正是在这种反复汲取中，这副头脑才能谋取相应的装备，以期获得最起码的"我思"能力。可反过来讲，一旦具备了这样的思考力，并且通过卓有成效的运思，开辟了前所未有的新颖结论，就同样要付诸语言文字，再把这样的"我思"给传达出来，转而又对他人构成了"他思"。——事实上，在人类的知识与思想成长中，这种不断自反的、反复回馈的旋转，表征着一种最基本的"主体间性"，而且，也正是这种跨越"代际"的"主体间性"，支撑起了我们所属的文明进程。

正因为这个缘故，思想者虽则总是需要独处，总是怕被外来的干扰给打断，可他们默默进行的思考，从来都不是孤独的事情，从来都不属于个人的事业。恰恰相反，所有的"我思"都无一例外地要在交互的思考中谋求发展，要经由对于"他思"的潜心阅读，借助于周而复始的"对话性"，来挑战、扩充和突破心智的边界。正因如此，虽然有位朋友好意地劝我说，"五十岁之后，就要做减法"，可我却很难领受这类的告诫。毕竟，我心里还有句更要紧的话，那正是夫子就此又说过的："朝闻道，夕死可矣。"——有了这种杜鹃啼血的心劲儿，就不要说才刚活到五十岁了，纵是又活到了六十岁、七十岁，也照样会不稍松懈地"做加法"，以推进"我思"与"他思"的继续交融。

这意味着，越是活到了治学的后半段，就越是需要更为广博的阅读和更为周备的思虑，来把境界提升得更为高远。事实上，正是出于这种内在的企求，自己多少年来的夜读才得以支撑，以便向知识的边界不断探险。因此，跟朋友对于自己的告诫不同，我倒是这样告诫自己的学生："为什么文科要分为文学、史学、哲学，和经济学、政治学、法学，还有社会学、人类学，乃至语言学、心理学、人文地理学？本是因为人类的事务原是整体，而人类的知识只能分工前进。这样一来，到最后你们才能明白，在所有那些学科中间，你只要是少懂得一个，就势必缺乏一个必要的视角，而且很可能就是那种缺乏，让你不可能产生大智慧。"

接下来，第二根连续旋转的主轴，则围绕着"个人阅读"与"公共阅读"的关系。自从参与了"走向未来丛书"和"文化：中国与世界"丛书，乃至创办了"海外中国研究丛书"和"人文与社会译丛"，我就一直热衷于这种公共的推介。——这或许与自己的天性有关，即天生就热衷于"野人献曝"，从本性上就看不惯"藏着掖着"："以前信口闲聊的时候，曾经参照着王国维的治学三境界，也对照着长年来目睹之怪现状，讲过自己所看到的治学三境界……而我所戏言的三种情况，作为一种不太精确的借用，却在喻指每况愈下的三境界，而分别属于'普度众生'的大乘佛教、'自求解脱'的小乘佛教和'秘不示人'的密宗佛教。"（刘东：《长达三十年的学术助跑》）

　　不过，这个比喻也有"跛足"之处，因为我在价值的选择方面，从来都没有倾向过佛老。因此，又要把这第二主轴转述一下，将它表达为纯正的儒家话语。一方面，如果从脑化学的角度来看，完全可以把我们从事的教育，看成"催化"着乐感元素的"合成"："先要在自由研讨的氛围中，通过飞翔的联想、激情的抗辩、同情的理解，和道义的关怀，逐渐培训出心理学上的变化，使学生在高度紧张的研讨中，自然从自己的大脑皮层，获得一种乐不可支的奖励。只有这样的心理机制，才会变化他们的气质，让他们终其一生都乐学悦学，从而不光把自己的做学问，看成报效祖国的严肃责任，还更把它看成安身立命的所在。"（刘东：《这里应是治学的乐土》）可另一方面，一旦拿到孟子的思想天平上，又马上就此逼出了这样的问答："曰：'独乐乐，与人乐乐，孰乐？'曰：'不若与人。'曰：'与少乐乐，与众乐乐，孰乐？'曰：'不若与众。'"（《孟子·梁惠王下》）——这自然也就意味着，前面所讲的"个人"与"公共"的阅读，又正好对应着"独乐"与"众乐"的层次关系。

　　无论如何，只有经由对于一般学理的共享而熔铸出具有公共性的"阅读社群"，才能凝聚起基本的问题意识和奠定出起码的认同基础。缘此就更应认识到，正因为读书让我们如此地欢悦，就更不应只把它当成私人的享乐。事实上，任何有序发展的文明，乃至任何良性循环的社会，都先要来源和取决于这种"阅读社群"。缘此，作者和读者之间的关系，或者学者和公众的关系，就并不像寻常误以为的那般单向，似乎一切都来自思想的实验室，相反倒是相互支撑、彼此回馈的，——正如我曾在以往的论述中讲过的："一个较为平衡的知识生产体系，似应在空间上表现为层层扩大的同心圆。先由内涵较深的'学术界'居于核心位置，再依次扩展为外延较广的'知识界'及'文化界'，而此三者须靠持续反馈来不断寻求呼应和同构。所以，人文学术界并不生存和活跃于真空之中，它既要把自己的影响逐层向外扩散，也应从总体文化语境中汲取刺激或冲力，以期形成研究和实践间的良性互动。"（刘东：《社科院的自我理由》）

　　再接下来，第三根连续旋转的主轴，则毋宁是更苦痛和更沉重的，因为它围绕着"书斋生活"与"社会生活"的关系。事实上，也正是这根更加沉重的主轴，才赋予了这套丛书更为具体的特点。如果在上一回，自己于"人文与社会译丛"的总序中，已然是心怀苦痛地写到"如此嘈嘈切切鼓荡难平的心气，或不免受了世事的恶刺激"，那么，再目睹二十多年的沧桑剧变，自然更受到多少倍的"恶刺激"，而这心气便觉得更加"鼓荡难平"了。既然如此，虽说借助于前两根主轴，还是在跟大家分享阅读之乐，可一旦说到了这第三根主轴，自己的心也一下子就收紧了。无论如何，"书斋"与"社会"间的这种关联，以及由此所带来的、冲击着自己书房的深重危机感，都只能用忧虑、愤懑乃至无望来形容；而且，我之所以要再来创办"社会思想丛书"，也正是因为想要有人能分担这方面的忧思。

歌德在他的《谈话录》中说过："要想逃避这个世界，没有比艺术更可靠的途径；要想同世界结合，也没有比艺术更可靠的途径。"换个角度，如果我们拿"学术"来置换他所讲的"艺术"，再拿"社会"来置换他所讲的"世界"，也会得出一个大体相似的句子。也就是说，"做学问"跟"搞艺术"一样，既可以是超然出世、不食人间烟火的，也可以是切情入世、要救民于水火的。至于说到我自己，既然这颗心是由热血推动的，而非波澜不起、死气沉沉的古井，那么，即使大部分时间都已躲进了书斋，却还是做不到沉寂冷漠、忘情世事。恰恰相反，越是在外间感受到纷繁的困扰，回来后就越会煽旺阅读的欲望，——而且，这种阅读还越发地获得了定向，它作为一种尖锐而持久的介入，正好瞄准千疮百孔的社会，由此不是离人间世更遥远，反而是把注视焦点调得日益迫近了。

虽说九十年代以来的学术界，曾被我老师归结为"思想淡出，学术淡入"，但我一直不愿苟同地认为，就算这不失为一种"现象描述"，也绝对不属于什么"理性选择"。不管怎么说，留在我们身后的、曲曲弯弯的历史，不能被胡乱、僭妄地论证为理性。毕竟，正好相反，内心中藏有刚正不阿的理性，才至少保守住了修正历史的可能。正因为这样，不管历史中滚出了多少烟尘，我们都不能浑浑噩噩、和光同尘。——绝处逢生的是，一旦在心底守住了这样的底线，那么，"社会生活"也便从忧思与愤懑的根源，转而变成"书斋生活"中的、源源不断的灵感来源。也就是说，正是鼓荡在内心中的、无休无止的忧思，不仅跟当下的时间径直地连接了起来，也把过去与未来在畅想中对接了起来。事实上，这套丛书将稳步移译的那些著作，正是辉煌地焕发于这两极之间的；而读者们也将再次从中领悟到，正如"人文与社会译丛"的总序所说，不管在各种科目的共振与齐鸣中，交织着何等丰富而多样的音色，这种"社会思想"在整个的文科学术中，都绝对堪称最为响亮的"第一主题"。

最后要说的是，就算不在这里和盘地坦承，喜爱读书的朋友也应能想到，我的工作状态早已是满负荷了。可纵然如此，既然我已通过工作的转移，相应延长了自家的学术生涯，当然就该谋划更多的大计了。而恰逢此时，商务印书馆的朋友又热情地提出，要彼此建立"战略合作"的关系，遂使我首先构思了这套"社会思想丛书"。几十年来，编辑工作就是自己生命的一部分，我也从未抱怨过这只是在单向地"付出"，——正如我刚在一篇引言中写到的："如今虽已离开了清华学堂，可那个梁启超、王国维、陈寅恪工作过的地方，还是给我的生命增加了文化和历史厚度。即使只讲眼下这个'办刊'的任务——每当自己踏过学堂里的红地毯，走向位于走廊深处的那间办公室，最先看到的都准是静安先生，他就在那面墙上默默凝望着我；于是，我也会不由自主默念起来：这种编辑工作也未必只是'为人作嫁'吧？他当年不也编过《农学报》《教育世界》《国学丛刊》和《学术丛刊》吗？可这种学术上的忘我投入，终究并未耽误他的学业，反而可能帮他得以'学有大成'。"（《中国学术》第四十三辑卷首语）

的确，即使退一步说，既然这总是要求你读在前头，而且读得更广更多，那么至少根据我个人的经验，编辑就并不会耽误视界的拓宽、智慧的成长。不过，再来进一步说，这种承担又终究非关个人的抱负。远为重要的是，对于深层学理的潜心阅读、热烈研讨，寄寓着我们这个民族的全部未来。所以，只要中华民族尚有可堪期待的未来，就总要有一批能潜下心来的"读书种子"。——若没有这样的嗜书如命的"读书种子"，我们这个民族也就不可能指望还能拥有一茬又一茬的、足以遮阳庇荫的"读书大树"，并由此再连接起一片又一片的、足以改良水土的"文化密林"。

正所谓"独立不迁，岂不可喜兮……苏世独立，横而不流兮"。——唯愿任何有幸"坐拥书城"的学子，都能坚执"即一木犹可参天"的志念。

2022 年 12 月 16 日于浙江大学中西书院

献给古斯和特迪，

我在传染病时代的英雄伙伴们

目　录

导　言

人民的健康是至高的法律。（Salus populi suprema lex esto.）　　1

——西塞罗，《论法律》

就在不久以前，对美国历史上的大多数时间来说，感染疾病还是一种日常的危机。像天花、黑死病、黄热病、脊髓灰质炎、霍乱、伤寒、疟疾、流感这样的传染病，确立了许多现代世界的标志性特征：街道清洁、城市社区的布局、直通厨房的洁净水，以及见证了我们孩子成长过程的儿科医生探访。即便在最私密的时刻，人们在卧室里的行为方式也反映着传染病的风险。

也许没那么明显但同样影响深远的是，法律和政府塑造了反复出现的传染病危机，同时也被这些危机所塑造。流行病赋　2

予了国家官员极大的权力，也催生了与个人权利和基本公民自由相关的新观点。流行病向我们提出了关于平等的问题，因为传染病并不是平等地针对每个美国人。传染病还要求我们建立一些机制，能在保护重要价值的同时积极对抗传染和疾病风险。

这本书是一份公民指南，介绍了美国法律塑造和应对传染病的方式。自 2020 年 1 月 COVID-19（2019 冠状病毒病，又称新型冠状病毒感染，简称"新冠"）传到美国以后的几个月里，美国人立即开始重演过去的模式。即便是新的反应也受到历史的强力制约。又怎么会有其他可能呢？正如卡尔·马克思曾经写到的，人们创造自己的历史，"但是他们并不是随心所欲地创造"。[1] 我们用历史的要素来创造未来。但无论是无谓的悲剧还是无知的闹剧，我们都不是注定要重复历史。如果过去是人们的指引，那么我们的法律在当下和未来应对传染病的方式，将决定我们民主的进程。从历史上看，流行病法已经促使美国对基本价值观做出了选择。了解自己历史的人们才能做出更好的选择。

3

***

在美国，流行病法源于警察权（police power）的法律权威。但警察权又是什么呢？它和"警察"（police）不一样，尽管警察部门的权力来源于它。警察权比同名的执法机构更根本。就像 20 世纪早期的一位权威说的那样，警察权是国家"通过约束和强制……保护和促进公共福利"的权力。[2]《布莱克法律词典》（Black's Law Dictionary）将其定义为"主权者为了维护公共安全、秩序、健康、道德和正义而制定一切必要和适当法律的固有和整体权力"[3]。简言之，警察权是政府照管其管辖范围内人民福祉的基本权威。

就像路易斯·布兰代斯（Louis Brandeis）法官在 1919 年指出的那样，美国宪制一个显著而又经常被误解的特点是，联邦政府"没有警察权"。[4] 宪法制定者故意将美国政府设置成一个由被明确界定的权力组成的体系，其中有些权力被理解为在公共卫生问题上赋予联邦官员和国会的特定职权。宪法中列举的州际和国际贸易权就是典型的例子。很多法学家认为，宪法中列举的宽泛的权力，为联邦政府提供了一种涵盖几乎所有公共卫生问题的决定性权力。在 20 世纪的大部分时间里，最高法院似乎都同意这一点。[5] 但制宪者并未具体列举联邦警察权，至少没有明确提到。1791 年通过的宪法第十修正案似乎确认了这个基本点："本宪法未授予合众国也未禁止各州行使的权力，保留给各州行使，或保留给人民行使。"关照人民健康的基本警察权就是这种保留给各州（或人民）行使的权力之一。

5 　　在缺乏联邦警察权，联邦也没有政治意愿通过商业或财政支出采取行动的情况下，美国阻止传染病蔓延的法律措施大多是州法律的产物。州和地方政府通常是隔离、疫苗接种、处置被感染物品以及不计其数的基本安全措施的来源。

　　然而，各州的行动并非不受限制。一方面，各州的警察权本身受到宪法列举的联邦权力的限制。另一方面，在 19 世纪上半叶，法院划定了州警察权与联邦的州际和国际贸易权之间的界限。此外，个人的公民自由限制了州政府能做什么。联邦宪法，特别是《权利法案》和第十四修正案，保障了不被无理逮捕的自由、言论自由、宗教自由，以及拥有私有财产的权利，在美国历史上，所有这些权利都曾与公共卫生和警察权发生过冲突。

＊＊＊

　　传染病和法律相互作用的方式构成了本书的重要主题。
6 　几十年来，科学和医学史家一直在争论一个与此相关但是更加普遍的问题：传染病是如何与人类社会相互作用的？

　　关于传染病在历史上的作用，一种观点认为：疾病驱动变革。[6] 根据这派观点，传染病迫使世界做出反应。它的要务是打造新的模式，催生新的法律和政治制度。1492 年，欧洲殖民者和征服者带来了天花和麻疹等疾病，导致生活在美洲的7000多万人中有90%死亡。[7]在整个美洲，流行病彻底重塑了权力和社会。中世纪的英格兰，也因为14世纪中叶的黑死病杀死了一半人口而得以再造。议会建立了新的劳工征募制度，由新的王室官员加以执行。在这些情况下，流行病创造了国家。

相反的一派观点认为，政治制造了流行病。现有的法律和社会制度决定了流行病产生的方式。病毒利用这个世界进行演化，而这个世界塑造了病菌传播的方式。反过来，我们的制度——我们从过去继承下来的制度——有力地限制了我们应对传染病的途径。例如，美国警察权的去中心化将防疫政策疏导给了州政府和私人，而不是联邦政府。根据这种观点，是公共机构给流行病指出了方向，而不是相反的情形。[8]

真相介于两者之间。新的病菌有助于我们制定新的法律和制度，而旧的做法决定了流行病的进程和我们的应对方式。流行病是病菌和社会之间的一系列反馈循环。因此，历史不仅告诉我们去过哪里，它还塑造当下并指引着未来。套用威廉·福克纳（William Faulkner）的话说，对既往病毒的法律应对从未终止；它们甚至尚未成为既往。①

---

① 这句名言出自其小说《修女安魂曲》（*Requiem for a Nun*），原话是："过去从未过去，它甚至尚未成为既往。"（The past is never dead. It's not even past.）——译者注

***

8   那些在对流行病和社会进行思考时采取这种中间路线的人注意到，现代世界的民族国家往往以下面一种或两种方式来应对传染病危机。

一方面是隔离主义国家（quarantinist states）。威权国家对其国民的身体和生活实施强有力的控制，封锁社区、街区和城市，并实施广泛的隔离令，这些通常都是由军队来保证的。例如，当霍乱在 19 世纪 20 年代抵达东欧时，普鲁士和奥地利等国强制对进出城镇的人实行了大规模的禁令。

另一方面是卫生主义国家（sanitationist states）。卫生主义国家采用自由主义政策，旨在消除滋生疾病的环境。例如在伦敦，19 世纪中期的霍乱带来了新的供水系统和清洁街道的新举措。卫生主义方法强调改善社会条件、教育、社会信任，以及自愿参与公共活动来战胜疾病。

美国是哪种国家？在从威权隔离主义到自由卫生主义的光谱上，美国经常同时占据这两个立场：一个是对有政治影响力的人采取的方法，另一个是对所有其他人采取的方法。

9   美国一直是一个分裂的国家，有着混杂的传统。对于中产阶级白人和精英来说，公共卫生政策通常反映了自由卫生主义的价值观。法律保护了富人的财产权，也照顾了权贵的公民自由。然而，在美国的边境地区，以及对于弱势群体和大多数有色人种来说，美国往往呈现出威权主义和隔离主义的色彩，法律经常忽视和蔑视无权者的健康。

　　但这还不是全部。流行病让人们看到，美国社会生活中即便表面上中立和自由主义的规则，也包含了复合的歧视和不平等，既有旧的也有新的。从私有财产法到医疗保险法，再到就业法，美国法律的最基本准则塑造了大众面对疾病和传染病的社会经验。

＊＊＊

　　在新冠疫情中，美国这个混杂传统的未来仍悬而未决。　10
个人自由和公共利益之间的关系是什么？联邦政府和各州的作用分别是什么？长期存在的政府和法律传统会让位于流行病所催生的迫切的社会需求吗？我们会让这个混杂传统中的不公正继续下去吗？

　　在2020年疫情早期，美国的表现就像它的历史一样不均衡。技术追踪和监测手段将美国人置于一种由威权控制的新隔离主义传统的边缘。死亡率的差异暴露出在贫穷和公民权利阙如的社区，医疗服务质量上存在明显的不公正。对患者进行分诊的政策可能会重演过去的歧视。

但我们不一定要这样。我们可以重新投身自由卫生主义的传统。我们可以利用流行病这一机遇来解决它们所揭示的明显不公平问题。我们可以取法其上而不是向下看齐。选择在我们手中。我们可以明智地走进令人不安的未来，但前提是首先了解在经常让人困扰的过去中，我们处于什么样的位置。

第一章

卫生主义国家

美国历史上最深入人心的传说之一，是美国一贯倡导个
人自由优先于集体的团结。但是，为了成功应对重大公共卫
生事件，美国早期应对流行病时行使了相当大的国家权力，
并大大限制了个人自由。有时，这些成功甚至成了改善最贫
困人口生活的机会。

在殖民地时期和合众国早期，疾病和死亡都是日常生活
的一部分。独立战争期间由天花导致的死亡人数远远超过了
战斗造成的死亡人数，这部分是因为病毒被士兵带回了家乡，
并在整个新国家的各个社区肆虐。[1]内战期间天花的暴发及其
余波摧毁了以前被奴役的社区。[2]黄热病常年流行于查尔斯顿、
新奥尔良和萨瓦纳。1793年，因海地革命而逃离的难民将这
种疾病带到了费城，那里每十名居民中就有一人死于此病。两

年后这种病又传至纽约。[3] 炎热的夏天助长了蚊子的滋生，并让这种疾病在东北部肆虐长达十年。新奥尔良似乎每一年都会发现黄热病病例；19 世纪 50 年代黄热病在该市的暴发夺去了数万人的生命。[4] 霍乱于 1832 年传到了美国，然后在 1849 年和 1866 年又卷土重来，以最可怕的方式夺走了数千人的生命：腹泻、呕吐以及腹部绞痛导致严重的脱水，患者的皮肤会因为极度失水变得紧绷和发暗。[5] 许多人在第一次出现症状后的数小时内死亡。

在这种情况下，追寻幸福就意味着促进健康。美国早期的立法者对传染病知之甚少——病菌致病理论要到美国建立后的第二个世纪才会出现，但医生和法学家们已经充分认识到传染病是一个要集众人之力解决的公共难题。

应对公共卫生危机的强大法定权力，从北美殖民主义的早期就已存在。学者们一直把英国哲学家约翰·洛克（John Locke）看作自由主义国家中个人自由这一现代传统的创始人。不过，1669 年洛克为卡罗来纳州殖民地制定的《基本宪法》确立了一项广泛的权力，当局可处理所有"空气或公共水源中的污染，甚至一切必要之物"，以保护"公共贸易和公众健康"。[6] 当局可以征募私人财产并排干私人所有的湿地。殖民地的法律经常做出规定：一旦发生瘟疫就要关闭法庭。[7] 在那个法庭如同集市，有时还充当拍卖行和公开市场的年代，这种停摆是一件大事。康涅狄格州殖民地（像许多其他殖民地一样）授权市政官员隔离并照顾所有"感染天花"或"疑似感染"的人，并在可能的情况下向这些人及他们的父母或主人收取费用。[8] 1761 年，该殖民地禁止接种天花疫苗，以免天花由此途径意外传播。

在合众国早期，为了预防传染病，州立法机构和民选官员常会制定强有力的措施。独立战争结束六个月以后，纽约州议会授权该州州长建立隔离区，以防止黄热病"或其他任何传染性瘟病"侵袭。[9]州政府官员在几年内就建立了一套详细的法规，其中包含对船只装卸的明确指令，并规定医生对患者、公寓及旅店对客人感染瘟疫有报告义务。[10]纽约自 5 月至 11 月禁止棉花或皮革进口，并将自由裁量权扩展到了市长和州长处，以赋予他们迅速应对危机的权力。

早期针对瘟疫出台的法规是州法律，这部分是因为在孱弱的《邦联条例》下，联邦政府完全缺乏行动的能力。但 1788 年新联邦宪法的通过并没有带来多大变化，至少在控制传染病风险的法律权力上是如此。州法律仍然居于首要地位。例如在 1793 年黄热病暴发以后，宾夕法尼亚州成立了一个州卫生办公室，以保护费城"免受瘟疫和传染病的影响"。[11]（就在几年前，该市制定了一项具有先见之明的法规，将"促进公共卫生"列为市政府的目标之一，仅次于"遏制罪行和不

16

17

道德行为"。[12]）该市的卫生委员会有权将私人车道、庭院或小巷列为公害，并要求业主将其铺平。特拉华河上的卫生官员有对船只进行检查和隔离的巨大权力。官员本身也要受到监管。费城卫生办公室的检查人员如果拒绝履行职责，将被处以 20 美元的罚款。

全国各州和城市都禁止在市区埋葬尸体，不再使用教堂和公共广场那些历史悠久的墓地，并将安葬点迁到了诸如布鲁克林的绿荫公墓、剑桥郊外的奥本山、费城的劳雷尔山和纽黑文的格罗夫街等新的公墓。

官员们制定了不计其数的公共卫生法规，一般都没有引起太大的非议。1795 年，弗吉尼亚州授权在"这个州的任何地方"对"可能会感染恶性瘟病"的人进行隔离。[13]密西西比州（和其他很多州一样）为监狱里暴发疾病时转运囚犯进行了特别的规定。[14]密歇根州的第一批法规包括成立地方委员会，授权其下令清除"他们认为可能会损害其镇上居民健康的所有公害、污染源，以及病源"，包括病人本身。[15]密歇根州地方委员会拥有广泛的权力，可以限制患者家属的出行和活动。州法律甚至规定家庭成员有对亲属患天花病例进行报告的义务。如果不向当局报告亲人中的病例，可能会被罚款 100 美元。

随着时间的推移，州和地方政府彰显出更多的公共卫生权力，甚至建立了拥有广泛公共卫生权的新的城市管理机构。

1827 年，波士顿要求所有入学儿童接种天花疫苗。六年后，伊利诺伊州一个名叫芝加哥的新小镇为抵御霍乱颁布了全面的卫生规定，其中包括清洁街道、清除公害、禁止在河里处置动物尸体，以及对废物的处置进行管理。[16] 城市的卫生法规不断增加，体现出了团结一致的社会哲学。1850 年马萨诸塞州卫生委员会宣布："没有家庭或个人独自生活，每个人都和其他人有直接或间接的利益关系。我们是社会存在——由不可分割的纽带联合到一起。"正如委员们所说，他们的工作体现了西塞罗古老的法律箴言："人民的健康是至高的法律，要保护一批人不因为其他人的自私贪婪而成为疾病和死亡的受害者。"[17]

　　1866 年年初，为迎战即将出现的夏季霍乱，也考虑到纽约这个全美最大城市的街道正日渐污秽，纽约州的立法机构为曼哈顿和周边的县成立了新的大都会卫生委员会。[18] 立法机构赋予了委员会统一调动该市所有地方卫生委员会和城市公职人员的公共卫生权力。委员们有工资，有权租用办公室，并建立了一支由律师和文员组成的队伍。他们可以指控建筑和组织机构，调动警察执行他们的命令，包括逮捕拒绝遵守命令的人，他们还可以向业主收取各种执法费用。在"对公共健康造成巨大紧急危害"的事件上，即使没有得到立法机构的明确授权，大都会卫生委员会也有"特权"（extraordinary

20

power）甚至责任，采取委员们认为必要的措施。[19]

至少按照 19 世纪的标准来看，大都会委员会的权力巨大，为此奥尔巴尼的立法机构甚至在法律里增加了最后一条规定，希望保护纽约人民免受可预见的权力滥用。冒充委员会办公人员是犯罪行为，可处以一年及以上监禁。

21 　　当然，政府理论上有权做某事，并不意味着它总能在实践中有效地行使这种权力。正如法学家和史学家亨德里克·哈托格（Hendrik Hartog）在一项经典研究中展示的那样，纽约市早期有几十年都在想办法管理在街上漫步的猪。一部又一部法律的制定都未能成功清除街上的猪和它们留下的秽物。经过三十年的努力，直到 1849 年，市政府才终于为抵御一波新的霍乱而成功赶走数千头猪。[20]

＊＊＊

在合众国早期，法院几乎总会支持政府对传染病的蔓延进行管控的权力。联邦法院支持对本国港口的船只进行隔离和扣留。[21] 州法院也是如此。在佐治亚州，当来自天花肆虐的查尔斯顿的一艘船的船主拒绝遵守市议会的隔离规定时，州高等法院支持奥古斯塔市对其征收罚款。[22] 在宾夕法尼亚州，高等法院支持征收新税种，以便获得有利于公共健康的供水。[23]

北卡罗来纳州法院维持了一项对销售不卫生肉类的定罪，理由是"公共健康，不论其受到不卫生食品、大气污染，还是传染病的损害，都受到普通法的严格保护"。[24]

22

　　在具有里程碑意义的 1824 年吉本斯诉奥格登案（*Gibbons v. Ogden*）中，美国最高法院首席大法官约翰·马歇尔（John Marshall）对美国早期的案件进行了总结。纽约港渡轮权利纠纷中的吉本斯，早期就支持联邦政府对州际贸易进行广泛管理的权力。马歇尔担任首席大法官三十多年，并将司法机构打造成了美式生活的一项制度，然而他还是承认"各州为其居民健康提供保障的公认权力"。马歇尔断言，一州的权力包括"大量的立法"，包括"检验法、检疫法"和"各种各样的卫生法规"。马歇尔简要地说，"据我们所知，这些法律的合宪性从未被否认过"。[25]

　　二十五年以后，马萨诸塞州最高法院的莱缪尔·肖（Lemuel Shaw）确认并提出了同样的观点：该州有对流行病进行干预的权力。他在 1851 年说，警察权包括"禁止将建筑物用作传染病医院，或用于进行有害或违法交易；禁止修建水坝，使积水漫到有人居住的村庄附近的草地上，从而产生有害气体，危害健康和威胁生命"。[26]肖进一步解释说，各州没有就此类规定向业主进行赔偿的义务；州监管机构是政府固有主权的一部分，所有私有财产都受其管辖。

23

州法院拥有广泛的权力——清理街道、清除垃圾，拆除和摧毁危险建筑或传染性处所，以及禁止在城市里屠宰动物。法院支持强制接种疫苗，支持商船在港口的合理等待时间。在路易斯安那州，考虑到支持新奥尔良市在抗击"可怕流行病"反复发作方面"广泛自由裁量权"的重要性，州最高法院确认了新奥尔良官员禁止私人团体在城市范围内修建私人医院的权力，哪怕这本身不构成公害。[27] 亚拉巴马州最高法院把握了西塞罗那句箴言"人民的健康是至高的法律"的精髓，支持对两处肮脏的廉租公寓进行拆除。[28]

其中两起最重要的案件发生在纽约，当时新开凿的伊利运河（Erie Canal）正在让这个城市飞速发展。布里克长老会教堂诉纽约市长案（*Brick Presbyterian Church v. Mayor of New York*，1826）源于一项禁止在曼哈顿下城安葬尸体的新规定。[29] 历史学家威廉·诺瓦克（William Novak）观察到，法律"草率地废除了"教会已获批准的将其土地用于教堂房屋和墓地的"既得权利"。[30] 更引人注目的是，这些既得权利属于该市的主要教会，他们是长期以来在政治市场上很有势力的中间人。然而，纽约最高法院对新规定表示支持，反对教会的质疑，将墓地条例裁定为"警察权的有益应用"而非违宪征用财产。一年后，该法院确认并延伸了这一观点，裁定该市可以禁止如教堂墓地般的"健康公害"而无须支付赔偿金，而且不会导致"违宪损害合同义务"。[31] 九年后，纽约法院支持对有碍健康的不动产进行拆除，以延缓霍乱疫情的暴发，这场霍乱已经导致了该市大约 500 人的死亡。[32]

1868 年，美国早期的案件最终以纽约州高等法院一项确认新大都会卫生委员会权威的裁决而告终。"从最早期的政府组织开始"，首席法官沃德·亨特（Ward Hunt）裁定，各州就赋予了地方委员会及官员"在公共卫生方面对人员和财产的绝对控制权"。其后亨特很快就接受了美国最高法院的任命。他解释说，委员会长期以来"在该问题上行使简易裁判权"，这使得他们可以先采取行动，然后再获取法院的批准。一名持异议的法官反对新大都会委员会将立法、行政和司法权合到一起，认为这不可接受。他的不满预示了未来 20 世纪人们对各行政州所做的批判。但亨特和大多数法官持不同意见。他裁定，该州的公共卫生权"不必等待法律的缓慢程序"。[33]   26

***

在 19 世纪，公共卫生法至关重要，围绕疾病问题甚至形成了一个现在几乎已经被人们遗忘的法律领域。"卫生法学"（jurisprudence of hygiene 或 sanitary jurisprudence）专门处理公共卫生问题。[34] 早在 1819 年，美国人就重印了英国当局的传染病公共卫生法。[35] 作者们引用了《旧约·利未记》中关于隔离的先例。[36] 一些医学法学家建议各城市采取强有力的措施遏制疾病的蔓延。[37] 他们建议，官员们应该划定"无论感染者还是健康人群都不得跨越的"隔离线。[38] 当局将在必要时采取强制措施，将患者与其他健康的家庭成员分开。

这个貌似神秘的法律领域，很快就变成了一个大众关于公民责任的政治辩论场。从某个角度看，卫生法学包含了深刻持久的社会变革的种子。当马萨诸塞州的卫生委员会成员坚称"没有人独自生活"和"我们是社会存在"时，他们主张的是相互依存和团结一致的社会价值。[39] 如果社会状况和贫穷的城市环境是决定疾病的因素，那么改善穷人的生活条件就是战胜疾病的途径。

美国外科军医、卫生法的讲授者约翰·比林斯（John Billings）接受了这种卫生法学模式，我们可以称之为"进步卫生主义"（progressive sanitationism）。比林斯在 1879 年观察到，人们"作为个体几乎没有能力避免、阻止或摧毁"流行病和疾病的病因。他坚持认为，病因是为我们（for us）而不是由我们（by us）确定的。在比林斯看来，卫生是保护社区每一位成员健康的集体行为。正如国家保护我们的自由和财产一样，国家也保护我们的健康。事实上，比林斯肯定了马萨诸塞州首席法官约翰·马歇尔和审判长莱缪尔·肖的观点。

自由和财产有时不得不让位于公共卫生的要求。公众健康凸
显了通过国家采取集体行动的价值，因为我们无法独自管理　28
我们个人的环境，这意味着在公共卫生领域，我们都依赖于
政府为我们采取行动。在纽约和费城这种人口稠密的城市，
那些患病风险最高的人对其他所有人来说都是风险。如比林
斯所言:"危险阶级(dangerous class)是一个永远存在的威胁。"[40]

　　然而，如果所谓的危险阶级的状况能够改善，那么传染
的威胁就可以得到管控，甚至减少。就像一位欧洲的观察家
所说的:"霍乱尊重的不是隔离，而是法治和体面的生活（ a
chicken in every pot ）。"[41] 公共卫生是社会关系和社会制度积
累的产物。因此，对一些人来说，公共卫生法将注意力转向
了改善美国最贫穷人口的生活。纽约早期的公共卫生学家约
翰·格里斯科姆（John Griscom）发现，尽管富人的生活方式
同样不检点、不道德，但是病人中有很大一部分都是贫困的
移民。格里斯科姆由此推断，移民人口健康状况差、寿命短，
是由于"他们的狭小居住空间、他们呼吸的不洁空气，以及
他们的污秽和堕落"。[42] 1867 年，纽约通过了一项新的廉租　29
公寓住宅法，规定廉租公寓每 20 名居民至少要有一间厕所，
以此提高租户的居住标准。几年后，该州将最低标准提到了
每 15 名居民一间厕所。[43]

　　20 世纪早期，进步主义改革者致力于进一步改善城市贫

困居民的状况。纽约州颁布了一系列管理廉租公寓的法律。
儿童保健站为婴儿提供安全的牛奶以及天花和白喉疫苗。[44] 改
革家莉莲·沃尔德（Lillian Wald）在她的亨利街社区中心建立
了访视护士服务处，并努力在移民社区里抗击肺结核和其他
传染病。[45] 沃尔德的同事弗洛伦斯·凯利（Florence Kelley）
领导的全国消费者联盟（National Consumers League），让人
们注意到了工人们卫生条件差所带来的风险。这部分是因为
他们发现，这些工人的卫生条件使得他们生产的商品给中产
阶级消费者带来了危险。[46]（她警告说，消费者可能是在"购
买天花"。[47]）有些人，比如美国医学会，会重点关注贫困劳
动者的个人习惯，批评他们在街上和地板上随地吐痰。但是
像凯利和沃尔德这样的进步主义者就会讥讽这种关注点掩盖
了真正的问题。小说家和社会活动家厄普顿·辛克莱（Upton
Sinclair）写道："每个人都知道真正的解决办法，那就是支
付足够的工资，并拆除工人们拥挤肮脏的廉租公寓。"[48]

　　然而，在其他时候和其他方面，卫生法学也可能会带来
一种侧重个人责任而非社会责任的政治风气。在伦敦，公共
卫生改革家埃德温·查德威克（Edwin Chadwick）代表了卫生
主义的保守主义版本。[49] 查德威克是 1834 年英国《济贫法》
（British Poor Laws）改革的主要推动者，该法律旨在通过建
立严酷的济贫院、迫使人们重返工作岗位，从而降低救济穷人

的成本。据一位传记作家估计，到19世纪40年代，他成了"整个王国最不受欢迎的人"，而这是有充分理由的。[50] 查德威克是一个冷漠而易怒的人。在他看来，对穷人和工人阶级公共健康的关注将带来更加节俭、节制和勤劳的习惯。查德威克坚持认为，肮脏的环境会导致道德沦丧。他在1842年发表的长篇大作《英国劳动人口卫生状况调查报告》（*Report on the Sanitary Condition of the Labouring Population of Great Britain*）中提倡清洁，即更好的卫生状况、水源和污水处理，以此进一步降低济贫的成本，并改善英国工业的劳动力供应。[51]

　　这是一种截然不同的卫生政治，它并非可能改善穷人状况的进步主义观点，而是一种保守或反动的观点。它把卫生视为一种途径，在让贫困劳动者的价值最大化的同时，保护精英免受贫困街区传染病外溢的风险。美国19世纪中期的卫生学家们，比如马萨诸塞州的莱缪尔·沙特克（Lemuel Shattuck）进一步发展了查德威克的观点，认为不健康和卫生状况不佳是缺乏道德德性的表现。1899年，密歇根等州将性病患者（以及癫痫患者和被认为低能的人）结婚定为犯罪。[52] 在许多方面，穷人和弱势群体都会因为健康状况不佳受到指责，而且还不光是因为他们自己的健康状况。在1916年的脊髓灰质炎疫情中，富裕街区的发病率更高，这至少部分是因为中上层家庭卫生条件的改善使得幼儿无法及早接触到脊髓灰质炎病毒，进而导致他们缺乏正常的免疫水平。然而，公共卫生当局仍然把重点放在了贫困街区所谓的危险污秽上。而且，脊髓灰质炎疫情的隔离要求往往与现实情况背道而驰，无谓地对分餐和卫生间设施强加不切实际的要求。"没有哪个廉租公寓的居民会遵守"，脊髓灰质炎历史学家娜奥米·罗杰斯（Naomi Rogers）这样写道。[53]

***

卫生主义的两种政治形态——进步的和保守的，从整个19世纪一直到20世纪都在彼此竞争。不过卫生主义的进步派和保守派通常有一个共同的目标：他们认真对待穷人和工人阶级的福利，尽管方式不同。说到底，二者都是自由主义政治的形式。

美国政府的结构相对适合追寻19世纪卫生主义的这两种形式。联邦政府的宪法权力有限，几乎发挥不了什么作用，但各州和地方政府能推进卫生策略以便控制疾病。幸而与后世相比，那时的运输速度缓慢，18和19世纪流行病的扩散规模有限，往往或多或少与各州和当地政府的管辖权相匹配。[54]地方和国家在公共卫生方面的高昂投入会使当地纳税人获益，即让他们患病的风险降低。正如约翰·比林斯观察到的那样，公共卫生问题至少在一定程度上会让中上层纳税人的利益和穷人及工人阶级的利益趋于一致。

　　然而凭美国的能力，不太可能实现更加雄心勃勃的进步卫生主义的愿景。州政府和地方政府在处理这一问题时不够正式、缺乏资金，且是由非职业政治家来管理。这不全是坏事——州议会大厦里的业余人士让某些暴政更难实现。但是，当有权者和无权者的利益不再一致时，另一条不同的、更加威权主义的故事线就出现了。

第二章

美国的隔离主义

1793 年，就在乔治·华盛顿总统第二次就职后不久，联邦政府还在费城之时，黄热病在这座博爱之城（City of Brotherly Love）蔓延开来。[1] 有门路的人逃去了农村，华盛顿本人则逃到了日耳曼敦田园般的郊区。在留下来的人中，有将近一半，也就是大约 1.7 万人染病，5000 人死亡。面对如何分配劳力来照顾病人和埋葬死者的问题，六年前主持起草过美国宪法的城镇士绅们想到了一个能保护他们自己和家人免于风险的主意。他们不负责任地宣称，该市的少数黑人群

体对这种病有免疫力，并呼吁黑人社区去做这项骇人的工作。数百名非裔美国人在疫情结束前死去，[2] 而那些幸存者因为收取服务费成了替罪羊，甚至被指控从病人家里偷东西。

如果说美国的流行病法曾有过一条旨在保护公民健康和改

善居民生活条件的自由卫生主义线索，那么它也曾包含同等重
要的隔离主义的一面，即对有色人种、穷人和新移民实施了独
裁和歧视性的管制。

***

北美港口的隔离可以追溯到 17 世纪。1647 年巴巴多斯暴
发黄热病时，马萨诸塞湾殖民地对来自那里的船只进行了隔
离。东海岸的港口殖民地针对入境船只的隔离、检查和清洁
制定了详细的制度，违反这些制度将按照犯罪惩处。在一
个大多数商品都依靠进口的时代，这对日常生活造成了不
小的负担，也对船上人员和在陆上等待船只人员的自由造
成了限制。

到 19 世纪，美国主要港口的检疫规则对船只、船上的货
物以及船员的监管事无巨细。例如，在新奥尔良，港口不仅
要求公开货物的详细信息，还要求公开船上所有人的来源和
健康状况；在纽约，市卫生局对卸货和下客进行管制；在费城，
港口督察员在城市下游数英里特拉华河中的一个岛屿上拦住
所有到来的船只。

美国港口的隔离塑造了那个时代的贸易，它们至少为防
止疾病从遥远的地方传入提供了一些保护。从政治上来说，

隔离政策针对的主要目标在当地政治圈几乎没什么代言人，这个简单的事实让这些政策的生效变得更容易。相比之下，陆上的隔离、拘留以及州政府的其他高压行为引起的争议要大得多，因为它们对本地公民和居民造成了影响，不过他们往往会歧视那些由于种族、民族和阶级原因而对其政治前途缺乏影响的人。

＊＊＊

　　北美殖民地历史上第一次陆上隔离可能发生在长岛的东汉普顿。两个半世纪以后，富有的金融家们将在这里躲过另一场流行病。1662 年 3 月 2 日，镇政府"要求任何印度人都不得来镇上……直到他们不再携带天花病毒"，并规定"任何英国或印度仆人都不得去他们的棚屋"，违者将处以罚款和鞭刑。[3]

　　就这样，一项漫长而丑陋的传统开始了。殖民当局和后来的美国，将通过高压政府行为和漠不关心的忽视，将种族、民族和阶级的不平等变得根深蒂固。政府当局曾无数次让美洲原住民患上传染病，而不给予他们任何帮助。军方还通过递送被污染的物品故意在美洲原住民中传播疾病。[4]黑人对黄热病免疫的迷思让整个东海岸的非裔美国人在 18 世纪末都处

38

[39] 在危险当中。在新奥尔良这种黄热病流行的地方，从黄热病中活下来的奴隶成了历史学家凯瑟琳·奥利瓦柳斯（Kathryn Olivarius）所说的"免疫资本"（immunocapital）——他们的主人因奴隶获得免疫而得到了更高的回报。[5]

公共卫生当局通常将移民和少数族裔社区作为执法目标。例如，在1794年黄热病刚暴发的时候，宾夕法尼亚州通过法律设立了一个卫生办公室，这个法律的副标题是"管制德裔和其他乘客入境的……法案"。[6]在19世纪中叶霍乱传到美国时，爱尔兰天主教徒经常指责公共卫生官员将他们的社区作为罚没财产和其他侵略性手段的目标。天花肆虐了名义上由作战部管理的难民营，有数万名自由民（freedpeople）死去。[7]就像历史学家泰拉·亨特（Tera Hunter）指出的那样，一位传教士说看到垂死的病人"躺在潮湿的地面上，受尽折磨"。[8]内战和解放带来的流离失所和走投无路，再加上政府冷漠无为，

[40] 造成的感染、毁容、失明或死亡不计其数。

整个19世纪，当局都在强行为贫困和基本权利阙如的人群——1877年新奥尔良的一位卫生监督员说他们是"四处游荡的黑人和衣衫褴褛的白人"——接种高风险的疫苗。[9]到了世纪之交，城市官员指责来自南欧和东欧的新移民带来了疾病和传染病。例如，当一艘载有俄国犹太人移民的船只与1892年暴发的斑疹伤寒联系到一起时，纽约当局对所有入境的俄

国犹太人进行了隔离，而根本不考虑他们的个人情况。[10] 歧视性的国家权力有时针对的是特定的个人和特定的社区。我们以被戏称为"伤寒玛丽"的玛丽·马伦（Mary Mallon）为例，她悲惨的人生故事为此提供了一个特别生动的例证。[11]1907 年曼哈顿区最富有的几户人家暴发伤寒时，马伦是当地一名未婚的中年爱尔兰裔家庭厨师。一位有胆识的公共卫生官员在追溯疫情源头时找到了马伦，她曾为每一户受感染的家庭服务过。马伦没有表现出任何症状，没有任何传统意义上的疾病，也没有做错什么，当然更没有犯罪。然而，卫生委员会和纽约市警方对她进行了抓捕。检测很快就显示她是伤寒杆菌的健康携带者，她随后被隔离到了东河的北兄弟岛（North Brother Island）。纽约一名法官依据大都会卫生委员会的权力判定对她的拘留合法。在近三年的隔离之后，她被释放了，条件是她保证永远不再做厨师。但她不相信科学，使用化名去了一个产科病房当厨师。1915 年，这个病房暴发了伤寒，调查人员在疾病溯源时找到了她。她将在东河度过之后二十三年的余生。这次的与世隔绝再一次违背了她的意愿。她从未被定罪，甚至从未被指控过犯罪。当马伦在北兄弟岛黯然度日时，其他数百名健康的伤寒杆菌携带者被发现，但谁都没被拘留很长时间。在某种程度上，马伦遭到特殊对待是因为她蔑视公共卫生规定。但正如传记作家朱迪丝·沃尔泽·莱维特（Judith

Walzer Leavitt）所言，马伦同时也是一系列偏见的受害者。她贫穷、爱尔兰裔、未婚。对某些人来说，这些特质让她似乎不配享有个人自由。

＊＊＊

　　有色人种和其他少数族裔尤其容易遭到流行病法的歧视。1900 年 3 月，旧金山出现了一例疑似由黑死病导致的死亡，该市的唐人街立即被封锁了，除白人以外谁都不许越过隔离线出去。[12] 旧金山卫生委员会接下来又发布了一项命令，要求该市所有的中国人——而且只有中国人——接种危险的疫苗。在过去十年中，瘟疫在印度和东亚造成了数百万人的死亡，因此将唐人街看成一个特别危险的地方可能也不无道理。但卫生理事会没意识到这种高风险其实是歧视的产物，正是这种歧视让中国居民在最开始集中到了一个街区里。旧金山对疫情做出的带有种族特异性的反应也表明，官方认为巩固种族等级差异至少与对公共卫生的要求同等重要。

　　1924 年，洛杉矶另一场黑死病的暴发造成了 40 人死亡，这些人大多数是墨西哥裔。市政府封锁了墨西哥人的街区，禁止进出。一队队白种洛杉矶人快速穿过被隔离的街区，毁损财物、放置捕鼠器、喷洒消毒剂。大约有 2500 栋建筑被认定为有害并被破坏，这些建筑大多是墨西哥人和墨西哥裔美国家庭与工人的家园。该市没有给予赔偿，理由是它们是公害，是瘟疫和传染病的来源。政府官员也没有着手建造新的居所。相反，就像该市房屋和卫生局坦然承认的那样，之前的居民被分散到了不适合居住的房屋和地区，这成了"阻碍他们生活和品格进步的障碍"。历史学家威廉·德弗雷尔（William Deverell）将整个事件称为"南加州种族清洗实验"。[13]

对于非裔美国人社区来说，公共卫生法表现出的那种恶意的冷漠和蔑视，在 1793 年费城黄热病暴发后仍贻害长久。1862 年，当天花在华盛顿特区暴发时，自由民管理局的医务部门将责任归咎于自由民。健康的和已感染的自由民一并被塞进了拥挤、不卫生的监狱和帐篷社区里，疾病也因此在人群中蔓延开来。20 世纪初，佐治亚州梅肯市议会通过了一项法令，要求黑人奴仆进行登记并证明自己没感染疾病，以获得强制许可或"徽章"。有些人将这比作给种过疫苗的狗所发的标签。[14] 在亚特兰大，警方突袭了黑人洗衣女工的家，她们被不公正地怀疑向白人家庭传播了疾病。在该世纪中叶的巴尔的摩等城市，负责市区重建的官员将黑人街区单列为结核病的来源，从而合法地拆掉好几个街区来为公路和公园腾地方。这些道路和公园通常都是为更富裕的社区服务的。

美国治国之术中白人至上主义最令人发指的插曲之一，是政府部门的科学家选择将黑人男子作为一项实验的被试者，以了解传染病在人体内的病程。[15] 1932 年，在大萧条的至暗时期，一项由慈善基金支持的在亚拉巴马州塔斯基吉（Tuskegee）进行的针对黑人男性的梅毒研究资金告罄。美国公共卫生署的官员决定借此机会，对约 400 名确诊为隐性梅毒的黑人男性进行实验，看看如果不治疗，这种疾病会造成哪些影响。四十年来，医生们精心编造了谎言，向患者保证他们正在得到照料。他们真正的目的是对研究中的受害者进行尸检，以便对梅毒有更多了解。这项研究的白人负责人明白，因为没有给予照料，他们正在缩短研究对象的寿命并加剧研究对象的病情。直到 1972 年一名吹哨人将消息泄露给新闻界以后，政府才终止了这个项目。

46　　20 世纪 80 年代人类免疫缺陷病毒／艾滋病（HIV/AIDS）的出现，揭示了政府和法律在传染病应对上的更多偏见。[16] 众所周知，艾滋病主要在性活跃的男同性恋群体中传播。在艾滋病疫情出现之后的六年里，罗纳德·里根总统甚至拒绝在公共场合提到艾滋病这个词。一直到有两万多名美国人死去之后，在政治活动家持续不断的施压下，里根才让他的卫生局局长 C. 埃弗里特·库普（C. Everett Koop）博士就这种病起草一份报告。政府高级官员竭力阻止库普对使用避孕套和相互手淫等更安全也更有助于遏制疾病传播的性行为做出坦率说明。与此同时，北卡罗来纳州的参议员杰西·赫尔姆斯（Jesse Helms）在参议院里谴责男同性恋是"变态"，还提交了一项拨款法案修正案，禁止将联邦资金用于"促进或鼓励"同性性行为。[17] 参议院以 96 票对 2 票的巨大优势通过了赫尔姆斯修正案中的这一禁令。

　　由于刑事司法系统对犯罪和毒品的应对措施，处于监禁中的人数史无前例，这令艾滋病危机雪上加霜。从 20 世纪 60 年代到 80 年代末，监狱里的人口翻了四番，达到了大约 80 万人，他们中有很大一部分都是贫穷的非裔美国人或拉美裔。监狱里的无保护性行为和违禁药物的使用，使这些机构成了传染病的温床，后来随着囚犯的获释，疾病又传播到了社区。到 20 世纪 90 年代末，法律对性教育的禁止再加上大规模的监禁，导致了 774 467 人感染，448 060 人死亡。[18]

＊＊

　　隔离主义在移民和边境管制法中屡见不鲜。正如学者广田秀孝（Hidetaka Hirota）和杰拉德·纽曼（Gerald Neuman）描述的那样，在合众国的前一百年里，移民法是州法律，而不是联邦法律。[19] 在 18 世纪，马萨诸塞州和纽约州等地的官员有权驱逐那些从被认为有天花或其他疾病的地区新来的人员。[20]

为了阻止疾病传播，沿海的每个州几乎都有权强行扣押和隔离移民。而且各州经常会赋予港口官员广泛的检查和扣押权，经常要求船只出示由船只启运港的官员签署的检疫证书。[21] 各州的隔离经常对贫穷移民和非白人移民持有偏见。[22] 例如在 19 世纪 80 到 90 年代，旧金山卫生委员会就有针对来自亚洲港口的船只进行专门检查和消毒的规定。[23] 该市对这类船只上的所有乘客进行检查，但只有亚裔乘客会被随意扣押。

　　各州的公共卫生管控让疑似携带疾病的准移民像被扣押在了监狱里，这些移民的数量即使没有数百万也有数十万。1799 年，纽约在斯塔滕岛（Staten Island）建立了一个被称为海洋医院的大型隔离设施，港口官员会将疑似感染的船只、乘客和货物都送到那里。在之后的六十年里，新来的人们都被强行关进了海洋医院。直到 1858 年，焦虑的斯塔滕岛居民为了使感染远离该岛而将医院付之一炬。[24]（《纽约时报》将其称为"斯塔滕岛之战"并谴责纵火犯是暴徒；陪审团对该事件有不同的看法，宣布那些被指控的人无罪。）火灾以后，该州在霍夫曼岛和纽约港较小的斯文伯恩岛（Swinburne Island）修建了新的隔离建筑，就在当今维拉扎诺大桥（Verrazano Bridge）所在地靠海的那一侧。20 世纪早期的照片显示，成群的移民被扣押在岛上。他们被安置在简陋的房子里，被铁丝网围栏和武装警卫围住。

在西海岸，新抵达的人们通常要在旧金山港接受检查并被扣留。开始是在一个由太平洋邮轮航运公司管理的阴暗扣留棚里，后来从 1910 年开始，是在天使岛（Angel Island）的联邦场所里。[25] 自 1910 年至 1940 年，大约有 30 万人被监禁在天使岛。[26] 他们大部分是亚洲人，多数来自中国，少数来自日本，许多人要在这里的卫生隔离系统中被关押数天甚至数月。

联邦政府在天使岛（的隔离中）所起的作用别无二致。尽管与州法律相比，联邦法律起步较慢，但联邦政府在涉及港口和边境的时候对传染病的管理格外积极。早在 18 世纪 90 年代，国会就曾对是否要制定美国港口的联邦隔离规则进行过辩论。但反对者成功地证明，港口由各州进行管理更好。州权力的捍卫者们甚至成功地将原先的联邦移民辩论变成了加强州一级卫生隔离法的机会。国会于 1796 年颁布了一项法律，授权总统协助各州隔离和卫生法的执行。[27] 三年后，国会授权联邦税务官员提供此类援助。[28] 然而，即便 19 世纪中叶一波又一波的霍乱疫情也没能撼动州和地方当局在港口隔离问题上的权威。[29] 19 世纪末的 1893 年，国会开始对隔离进行更有力的监管，并为各州的隔离法设定了最低标准。[30] 各州逐一将隔离权移交给了联邦政府。1921 年，纽约州最后一个移交了隔离权。

自联邦政府介入以来，联邦针对传染病的移民和边境管制就一直存在基于种族和民族的歧视。国会于 1882 年通过了《排华法案》（Chinese Exclusion Act），其支持者在很大程度上把所谓的中国移民的污秽和疾病当成了制定该法律的依据（尽管国会听证会上的证据表明，作为一个群体而言，中国移民比白人健康得多）。[31] 十年后，1891 年的《外籍劳工移民法》（Alien Labor Immigration Act）禁止"患有令人反感的或具危险传染性的疾病的人"，以及"所有白痴、疯子、穷人或可能成为公共救济对象的人"进入美国。[32] 第一次世界大战以后，本土主义的反移民情绪更加关注移民传播疾病的潜在危险。《纽约时报》嘲笑刚从东欧和南欧来的人带来了"令人作呕的肉体疾病"，以及"无知和布尔什维克主义"等意识形态感染。[33] 还有人抵制来自拉丁美洲的移民，说他们"因为各种疾病而腐烂"。在 1924 年，这种担忧促成了欧洲大规模移民时代的终结，联邦政府开始推行狭隘的国家配额制度以巩固美国所谓的（尽管在很大程度上是虚幻的）盎格鲁－撒克逊人口结构。

在南部边境，美国边境官员建立了一条反映和再现种族及阶级差异的防疫封锁线。自 1882 年黄热病暴发起，美国边境官员就开始在得克萨斯州的墨西哥边境上强制采取声势浩大的卫生措施。在接下来的四分之三个世纪里，公共卫生官员对劳工实行了带有侮辱性，而且经常是武断和反复无常的检查、扣留和清洁制度。比如在 1942 年至 1964 年将墨西哥农场工人带到美国从事季节性工作的布拉塞洛计划（Bracero program）中，工人经常被剥光衣服，脸上和生殖器上还经常被喷洒刺激性的有毒化学物质用以除虱。[34] 一位墨西哥移民回忆称，美国公共卫生署"对我们进行消毒，就好像我们是牲口一样"。另一个人回忆说："这是歧视，是不义之举！"[35] 历史学家约翰·麦基尔南－冈萨雷斯（John Mckiernan-González）和亚历山德拉·明娜·斯特恩（Alexandra Minna Stern）表示，在南部边境采取的强制性公共卫生措施是 20 世纪早期那有害的种族科学的一部分。[36]

　　帝国主义的新形式也把美国的公共卫生法投射到了国界之外。这有时会产生好的效果。1898 年后美国占领古巴期间，美国医生对黄热病的再次关注证实了蚊子传播该疾病的理论（这一理论于 1881 年由古巴医生卡洛斯·芬利［Carlos Finlay］首次提出）。[37] 自 1904 年至 1914 年修建巴拿马运河期间，由美国控制的地峡运河委员会和美国公共卫生署联合起来，从根本上减少了死于疟疾和黄热病的人数。但美国官员在海外行使权力往往以强化种族身份的等级差别为代价。地峡运河委员会将高薪白人雇员安置在有蚊帐的住所里，并为他们提供高质量的医疗服务。相反，来自巴巴多斯和牙买加的黑人劳工只能在满是蚊虫的地方用没有蚊帐的帐篷因陋就简。他们的死亡率至少是白人雇员的四倍。该地区抗击疾病的举措甚至采取了一种种族分区的形式。由美国军医威廉·戈加斯（William Gorgas）管理的地峡运河委员会卫生处规定，地峡运河委员会官员及美国白人的房子至少要距离当地巴拿马人的"本地土屋"1000英尺（约305米）远。[38]

***

54　　在美国历史的早期，法院就明确表示，各州和联邦政府有广泛且往往并行的权力在边境上采取隔离和其他强有力的卫生措施。各州法院一致授权州政府在港口城市进行隔离和公共卫生管理，而无须在州政府和联邦政府之间进行复杂的制衡。例如，在1831年判决的杜波依斯诉奥古斯塔案（*DuBois v. Augusta*）中，佐治亚州最高法院辩称：隔离的规定是人民"安全、幸福和便利所必需的"。法院明确斥责了违反这些隔离规定的人，并警告说："整个社区的安全不能因为任何船长的投机行为受到威胁。"[39]

1837年，美国最高法院的法官们在一个案件中肯定了这种一般性的权力，该案件对纽约要求抵达的船只提交其乘客姓名、来源和职业的规定提出了质疑。公共卫生当局是纽约55　规章制度所主张的那些权力的基础。亨利·鲍德温（Henry

Baldwin）法官解释说："一个州可以阻止受感染者或传染性货物进入，则根据同等原则，也可以禁止会导致税收负担增加的穷人进入。"[40]

十年后，在两场被称为乘客案（Passenger Cases）的纠纷中，法院的意见出现了分歧。尽管法院最终以 5 ：4 的投票结果否决了纽约一项授权州卫生署专员对抵达该州港口的乘客征税的法令，但各州仍保留了这一权力。[41] 这项法律对外国港口来的船只设立了人头税——每名统舱旅客和船员 1 美元，船长或二等舱乘客 1.5 美元；对于来自美国沿海港口的船只，法律规定每位乘客征收 25 美分，对来自附近各州的船只还有折扣。收来的钱大部分都拿去资助斯塔滕岛的海洋医院了。五位法官投票反对这项法律，因为他们认为它违反了宪法对州际和国际贸易的规定，后者的裁决权被判定属于国会。该案件还被卷入了一场关于各州是否有权排斥黑人的激烈争论中。（后来在臭名昭著的德雷德·斯科特［Dred Scott］案中起草意见的首席大法官罗杰·坦尼［Roger Taney］，为各州征税和排斥新来者的权力投了支持票。）在 19 世纪 60 年代，内战和宪法第十四修正案将解决各州是否可以正式排斥黑人的问题。但与此同时，所有法官都重申，在国家港口，各州的卫生法律仍然有效。约翰·麦克利恩（John McLean）大法官代表多数法官向各州保证，他们可以继续"防止引入任何

56

可能破坏道德，或危及其公民健康或生命的东西"。[42] 借麦克利恩大法官留下的这个可乘之机，纽约迅速设法规避了法院的裁决。该州颁布了一项严厉的绑定政策，要求每名抵达其港口的移民支付 300 美元，以防他成为该州的公共负担对象。旅客可以通过支付相对较少的 1.5 美元费用来规避这种绑定，而几乎所有旅客都愿意承担此费用。纽约立法机构用这种创造性的方式，重建了被法院否决的移民健康税。新的法律会在接下来的四分之一个世纪里发挥作用。[43]

57　　　　然而，美国最高法院在边境公共卫生法中最重要的作用，无疑是确立了国会全权原则。在一系列维持 1882 年《排华法案》所确立的排华政策的案件中，法院确立了联邦政府后来在移民问题上所说的"全权"（plenary power）。这是一种源于国际法，涉及界定什么是民族国家的、基本不受限制的权力。[44] 法院于 1889 年在对柴禅平诉合众国案（*Chae Chan Ping vs. United States*）的判决中解释道，排斥传染病患者入境的公共卫生权是相关联邦权力的根基。斯蒂芬·菲尔德（Stephen Field）大法官写道："排斥穷人、罪犯和患有不治之症的人，只不过是对特定类别的人们使用了同一种权力，他们的存在被视为对国家有害，或是国家危险的来源。"[45]

到 20 世纪初，最高法院认可了各州强制接种流行病疫苗的权力，这种权力同样令人生畏。法院于 1905 年裁决的雅各

布森诉马萨诸塞州案（*Jacobson v. Massachusetts*），可以说是
该州在美国历史上强制性权力得到最大范围发挥的案例之一。　58
三年前，坎布里奇卫生委员会要求所有成年人无一例外都要
接种天花疫苗，违者罚款 5 美元。但亨宁·雅各布森（Henning
Jacobson）牧师——一位 45 岁的丈夫、三个孩子的父亲、瑞
典移民、当地路德教会的牧师，拒绝接种。即使委员会找上门，
他也不予配合。他之前有过两次糟糕的天花疫苗体验，一次
是他小时候在瑞典，他记得那次接种导致了"巨大而极端的
痛苦"；另一次是他的一个儿子在美国接种了疫苗。因此，
他愿意直面蔑视卫生委员会的指控。该州判定雅各布森和其
他 3 名疫苗接种抵制者违反了卫生委员会的命令。马萨诸塞
州最高法院维持了原判，雅各布森向美国最高法院提出上诉，
主张该州无权强行给不情愿的公民注射危险物质。

　　法院以 7∶2 的票数支持强制接种疫苗。约翰·马歇尔·哈
兰（John Marshall Harlan）法官写道："一个州的警察权至少　59
必须执行这种由立法性法规直接制定的合理规定，以保护公
众健康和公共安全。"哈兰所说的"真正的自由"并不是"不
顾可能对他人造成的伤害"而随心所欲的自由。"宪法保障
的自由并没有赋予个人……摆脱束缚的绝对权利"。相反，
哈兰继续说道，"为了共同的利益，每个人都必须受到诸多
限制"。[46]

正如历史学家迈克尔·威尔里奇（Michael Willrich）观察到的那样，雅各布森案对州权力的扩张性理解会成为联邦最高法院走入历史最低点之一的原因。[47]在1927年判决的巴克诉贝尔案（*Buck v. Bell*）中，奥利弗·温德尔·霍姆斯（Oliver Wendell Holmes）大法官支持对卡丽·巴克（Carrie Buck）强行绝育。巴克是弗吉尼亚州的一名年轻女性，未婚先孕后被错误地贴上了"弱智低能"的标签。霍姆斯引用雅各布森案写道，"支持强制接种的原则足以涵盖输卵管切除"。霍姆斯总结道："三代白痴已经够多了。"[48]

60

然而，哈兰法官对雅各布森案的看法也暗含了一个许多观察家都没有注意到的注脚。哈兰解释说，不同的案例可能会产生完全不同的结果。"随意和强制性地"使用疫苗可能违反宪法。例如，如果原告的"健康或身体的特殊情况"使得接种疫苗"残忍和不人道"，那么法院可能"有权干预和保护相关个人的健康和生命"。[49]也许哈兰和他的同事们忽视了亨宁·雅各布森提出这个论点的事实；又或许哈兰是为了保证未来传染病疫情中的司法监督。对公共卫生项目是否违宪进行审查的法院，已经对大量政府权力进行了授权，但它们从未希望完全置身事外。对隔离主义国家惊人的权力进行疏导（即便不是严格意义上的制衡）是一种传统，哈兰法官在雅各布森案中的附加说明是这种悠久传统的一部分。

第三章

流行病中的公民自由？

2020 年 3 月底，罗得岛州的州长吉娜·雷蒙多（Gina Raimondo）面临着一个两难的境地。这个小小的海洋之州周遭各州都已出现了严重的新冠危机。[1] 其近邻康涅狄格州正在经历大规模的疫情暴发。紧靠康涅狄格州西部，纽约已经成了美国早期新冠的热点地区。许多富有的纽约人都在罗得岛有海滨别墅。因此，雷蒙多果断采取了行动。她在康涅狄格州边境部署了国民警卫队，如果汽车未持有本州牌照，他们会要求靠边停车。身着制服的士兵拿到联系信息以后，州卫生局就能对停留一天以上的旅客进行追踪。那些从州外入境的人 要自我隔离两周。随后又有进一步的命令发布：关闭一些企业，要求人们待在家里，并强行对病人和可能生病的人进行隔离。该州的民意调查显示，州长的支持率达到了历史最高点。[2]

　　然而在美国的法律中，果断的政府行为通常会带来同等的反作用。批评者很快就抨击雷蒙多侵犯了个人权利。纽约州州长安德鲁·科莫（Andrew Cuomo）抗议罗得岛最开始把纽约人当作众矢之的。[3] 这难道不是侵犯纽约州居民的旅行权吗？美国公民自由联盟（American Civil Liberties Union）在罗得岛的分会也反对说，人们被扣留"完全是因为从州外而来这一'罪行'"，他们没有任何发表意见的机会。该分会的执行主任说："我们完全理解该州正在处理一场需要采取紧急行动的紧急危机，但这不应该以我们的公民权作为不合理的代价。"[4] 政治右翼中也出现了批评的声音。一个保守派组织威胁要提起诉讼。罗得岛自由与繁荣中心（Rhode Island Center for Freedom and Prosperity）警告说："公民的自由——包括宗教权利、和平集会的权利、诚实挣钱谋生的权利和旅行的权利可能已经遭到了侵犯。"[5] 主张自由市场的公民自由主义者坚持认为，雷蒙多的命令相当于无偿征用私人财产。

　　最终，罗得岛争端没有进行司法裁决。情况发生了变化，命令也最终失效。法院没有进行干预。

　　但那些批评对吗？雷蒙多回答说，她作为州长"有义务保护罗德岛的人民"。[6] 大多数罗得岛居民似乎都同意这一点。但她能以保护该州居民健康为名而为所欲为吗？或者说公路上旅行者的权利才是首要的？

***

　　如果想要确定谁是第一个弄清美国法律体系会作何回答的人，那最好是从纽约一位默默无闻的律师小乔治·布利斯（George Bliss Jr.）开始。[7]

　　布利斯于 1830 年出生在马萨诸塞州斯普林菲尔德一个富裕的律师家庭，他在哈佛大学学习法律，后来搬到了纽约，在那里他出力组织了三个所谓的"有色军团"参加内战。1872 年，尤利西斯·格兰特（Ulysses Grant）总统任命他为纽约南部地区的联邦律师，这是美国最重要的律师职位。但从某种程度上来说，布利斯最具挑战性的工作是在内战之后，在他成为纽约新设立的大都会卫生委员会的律师以后。

　　到 1866 年，法院已经确立了各州为促进其公民健康而进行监管的广泛权力。几年后，美国最高法院将确认，即便在新的宪法第十四修正案之后，这一权力依然存在。在屠宰场案（*Slaughter-House Cases*）中，法院支持路易斯安那州一项旨在防止动物粪便进入供水系统的卫生法。因此，纽约大都会卫生委员会在行使其权力时按理说会一帆风顺。然而事实恰恰相反。首先，纽约州立法机构并未授予该委员会一些至关重要的权力，至少在布利斯看来是这样。事实证明，委员会很难向业主收取对不符合卫生规范的公寓进行维修时所产生的费用。向当局报告出生、死亡和婚嫁的要求没有得到强制执行。对街道清洁和垃圾清理进行监督的权力尚未被确认归属于委员会，但布利斯认为，委员会必须对这类服务所涉的合同进行管理。委员会还需要"预防性权力"：要求特定地块保持清洁的权力，而不仅仅是对已岌岌可危的地块的所有者进行惩罚的权力。

　　布利斯认为，最重要的是，委员会受到了法院的阻碍。他在他的第一份年度报告中写道，"法院严重干扰了委员会的运作和命令"。在布利斯任职期间，法院总共发布了多达 1000 项反对委员会行为的禁令。不久就因腐败被弹劾的乔治·巴纳德（George Barnard）法官禁止委员会拆除华盛顿市场周边维西街和西街的路边摊和大排档。类似的强制令禁止委员会改善富尔顿市场和富兰克林市场的卫生条件。另一位法官禁止委员会对曼哈顿市中心生产有毒肥料的企业主发布禁令。还有一些法官阻止委员会利用斯塔滕岛和科尼岛的房屋对霍乱进行监测。（邻居们表示反对，担心委员会的工作会增加周边社区传染的风险。）法官们阻止了委员会干涉企业利用商用脂肪锅炉制造胶水和利用蜗壳式燃烧器制造肥料的权力。布利斯总结道，"委员会的一举一动都受到限制和阻挠"。[8]

　　然而，就在布利斯反思他在卫生委员会工作的第一年时，形势发生了变化。法院开始承认，管理脂肪锅炉在委员会的权力范围内。约瑟夫·道林（Joseph Dowling）法官裁定，这项法律是"为穷人制定的最有益的法律"。[9]一年之后布利斯可以报告说，总的来看，法院"当年对委员会运作的干预比前一年少得多"。不过布利斯注意到了一个关键的问题："当他们做出有利于我们的决定时，其依据并非委员会能在相关问题上一锤定音，而是因为宣誓书（affidavit）表明那些决定是正确的。"[10]换句话说，法官们拒绝在委员会权限的核心问题上让步。在某个企业或财产是否构成公共卫生危害这个问题上，法院会做出自己独立的判断。当然，法院借此极大地限制了委员会的权力。但这正是问题关键所在。基于公民自由的法律挑战很少会完全阻碍公共卫生当局。但正如布利斯发现的那样，公民自由和宪法保护塑造了公共卫生上的警察权，将其推向了新的方向，有时甚至还能抑制警察权的过度使用。

***

对公共卫生措施进行制衡的司法权，来源之一是美国复杂、多层次的州权力结构。1856 年，纽约最高法院在金斯县裁定的人民诉罗夫案（*People v. Roff*），起源于斯塔滕岛海洋医院的一起争端。卢西恩·伯德塞耶（Lucien Birdseye）法官推翻了对该州一名卫生官员的定罪，该官员被指控违反了当地禁止任何人从海洋医院进入（医院所在的）卡斯尔顿镇其他地区的法令。伯德塞耶法官写道："即使为了公众健康，任何地方的、下级的委员会或法庭也绝不许废除法规、暂停宪法的实施，或者侵犯公民的任何自然权利。"[11]

然而事实上，伯德塞耶法官的裁决要比他的宏大叙事狭隘得多。斯塔滕岛法规的问题并不在于它侵犯了任何人的自然权利或自由。困难在于，当地方性隔离条例与该州的公共卫生法规相冲突时，前者就不可能合法。奥尔巴尼以外全州范围的规则让斯塔滕岛的地方规则失效了。

伯德塞耶法官并非局外人。19世纪的法院经常在断定州和地方公共卫生法令缺乏法律权威时驳回这些法令。在1858年，北卡罗来纳州西部的索尔兹伯里（Salisbury）镇开始执行一项法令，禁止任何来自天花感染地的人进入该镇。州最高法院对该法令进行了狭义的解读，阻止了该镇实施该法令。法院裁定，该法令只适用于在其颁布以后离开受感染地区并直接前往该镇的人。[12]十年后，佐治亚州最高法院准许了一名业主提起赔偿的诉讼，该业主反对地方官员占用其土地修建防治天花的医院。法院认为，州法典授权地方官员建立此类医院，但没授权他们为此而没收财产。[13]缅因州的一家法院允许业主从选中他们的房屋作为医院并收治天花患者的州政府官员那里获得损害赔偿，理由是这些官员只有在得到明确授权的时候才拥有公共卫生权。而且根据缅因州立法机构的规定，这只适用于受感染货物的隔离，而不适用于感染人员的隔离。[14] 原则上，在所有这些案件中法院都或多或少承认城镇或州有通过上述公共卫生法规的权力，但它们都宣称相关机构尚未行使这一权力。

正如我们看到的那样，法院通常会支持在边境和港口实施隔离的权力。但地方官员的隔离权并非不受限制。在萨姆纳诉费城案（*Sumner v. Philadelphia*）中，宾夕法尼亚东区的一名联邦法官裁定，州隔离条例只允许在合理必要的情况下对感染者进行扣押。[15] 法院驳回了该市关于其在隔离决定中拥有绝对的、无须审查的自由裁量权的主张，裁定对一艘被隔离了约三个月的船只的船主予以赔偿。

同样，拆除威胁公共健康的房产的权力，不等于决定此类财产命运的无须审查的或绝对的权力。在 19 世纪 90 年代，一宗源于一栋虫蛀严重的、阴暗的五层公寓的案件在纽约法院审理。[16] 该建筑位于该市下东区的一个街区，里面住有 115 人。楼内环境极其恶劣——自 1895 年 5 月至 1896 年 5 月，居住在楼内的五岁以下儿童中有三分之一死亡。卫生部门宣布这座建筑不安全并将其列入了拆除名单。但业主坚称，该部门未能证明该建筑无法通过修复以使其不致对公众健康构成威胁。法院同意了业主的诉求。

一些司法裁决似乎在严格看待州级权力方面吹毛求疵。在 1877 年，纽约一家法院驳回了卫生部门对未按其要求对房屋进行通风的罚款，理由是该部门有权对违反州卫生法规的行为进行处罚，但根据该法规自行制定的命令不在其列。[17] 同年，威斯康星州最高法院如法炮制，阻止了某些学区拒绝接收未按要求接种天花疫苗的儿童。法院裁定，在（法院判断）不存在天花疫情的时候，该州卫生委员会禁止未接种疫苗的儿童入学的行为超出了其法定权限。[18] 伊利诺伊州、密歇根州和堪萨斯州的高等法院不同程度地以类似的理由相仿相效。[19]（在陪审团确认了当地学校督学委员会的公共卫生调查结果以后，明尼苏达州最高法院认为这"只有在紧急情况下才有效"。[20]）这样的判决让公共卫生官员感到头疼。有时，他们无疑会让社区面临更大的传染病风险。但这样做也使得法院找到了一条中间道路——法官们可以承认州紧急权力的要求，但不必一次性裁决所有有关个人自由的棘手问题。就像密歇根州最高法院的一位法官指出的那样，当狭义的技术理由能让法院解决公共卫生权争端时，法院"认为没有必要介入或讨论"更广泛的问题。[21] 法院可以通过找到该州公共卫生法中技术上的缺陷，兼顾州政府的权力和个人自由。

法院即使在支持像强制接种疫苗这样的计划时也经常澄清一点，即许可并非放任自流。印第安纳州最高法院在 20 世纪伊始的一个案件中解释道："这些措施或手段必须与目的相称，因为仅凭警察权的幌子，个人权利和那些从属于私有财产的权利不应被立法部门任意侵犯。"如果立法或公共卫生机构侵犯"个人的人身权利"，如果它们破坏或损害了"其自由或财产"，那么"在这种情况下"，"法院有义务对此类法规进行审查，并确定其是否确实与目标对象有关，以及对目标对象进行保护是否恰当"。[22]

印第安纳州法院承认，有时合宪性问题无法避免。1900年春，当旧金山强制推行针对特定种族的隔离和接种命令时，加利福尼亚州北区巡回法院依据宪法第十四修正案将其驳回。在王伟（音译）诉威廉姆森案（*Wong Wai v. Williamson*）中，威廉·莫罗（William Morrow）法官写道，该市的命令"胆大妄为地将亚裔或蒙古裔作为一个阶级加以针对"。没有证据表明亚洲人比城里其他人群更容易感染瘟疫。甚至于当局都没有假以托词，即"原先的居住地、习惯、疾病暴露情况、生活方式或身体状况与该歧视性分类有关"。[23] 莫罗法官裁定，这样的命令违反了宪法平等保护条款(Equal Protection Clause)。几周后，在一个名为何铸（音译）诉威廉姆森（*Jew Ho v. Williamson*）的新案件中，莫罗重申了这一裁决，阻止了市政府想针对唐人街华人社区达到相同目标的再次尝试。[24] 然而，至关重要的是，莫罗和巡回法院对另一个问题避而不谈，即常规的隔离和常规的接种令能否通过法院的审查。对王伟和何铸案的裁决并没有否认该州保护其人口免受传染的权力。它们只是禁止该州以一种极具歧视性（而且很可能没那么有效）的方式这样做。

即使是对州政府抗击流行病的权力所做的最宽泛阐述，也附带着哈伦法官在雅各布森诉马萨诸塞州案中提出的那种警告和限制。政府行动需因地制宜，但原则基本上是相同的：法院会允许合理的公共卫生政策向前推进，但它们也会保留干预的权威，以阻止看似武断或不合理的政策。

＊＊＊

75   尽管法院采取了中间路线，但公众围绕传染病的讨论仍处于混乱和狂热的状态。有时流行病会使得全州在恐慌之下做得过了火，就像在旧金山瘟疫中一样。但在其他时候，对公权力的顽固抵抗建立在对个人自由的主张上，这一直是美国流行病史的一个特点。

这一点在抵制强制疫苗接种法上最为明显。1796 年，英国的爱德华·詹纳（Edward Jenner）发现挤奶女工感染牛痘后生出的疱疹里的脓液可以用来给人们接种以抵抗天花。詹纳的发现很快传到了美国。马萨诸塞州是第一个通过法律强制接种天花疫苗的州，而对疫苗强制接种的抵制也几乎立即出现了。1879 年，威廉·特布（William Tebb）成立了美国反疫苗接种协会（Anti-Vaccination Society of America）。很快，效仿该协会的地方组织就在费城、波士顿和其他地方大量涌现。在 19 世纪最后的二十五年里，密尔沃基出现了对疫苗接种的强烈反对。在 19 世纪 90 年代的天花疫情中，反疫苗暴动达到了高潮。[25] 1894 年该市的一项法令禁止卫生部门在未经本人允许的情况下对天花感染者进行隔离。20 世纪的前十年里，反疫苗活动家们在俄勒冈州组织了一场声势浩大的运动，将这个问题提交给了该州的全民公决，并在波特兰赢得了多数选票，不过他们在全州范围内以失败告终。[26] 对疫苗的抵制偶尔会导致自由主义者的胜利。1901 年，犹他州禁止公立学校官员将强制接种疫苗作为入学条件。[27] 明尼苏达州于 1903 年通过了类似的法律。1911 年，加利福尼亚州允许那些反对接种疫苗的人将他们未接种疫苗的孩子送进学校。[28] 然而，大多数反对意见以非正式的形式存在。到 20 世纪初，几乎有一半的州强制接种天花疫苗，但很少对不遵守规定的人进行处罚。（回想一下，马萨诸塞州的亨宁·雅各布森被罚了 5 美元，但从未被强制接种疫苗。）有意愿和能力通过私立学校或家庭教育等渠道满足义务教育法律要求的学龄儿童家长完全可以规避这些要求。

　　19 世纪和 20 世纪初的反疫苗运动表现出了奇特的人口组合。来自农村地区且年长的盎格鲁－撒克逊白人新教徒抵制

76

77

接种疫苗，是因为疫苗似乎干扰了传统生活方式中的自主性。这些人生活在人烟稀少的地区，通常无论如何都无须担心感染，这可能也影响了他们对疫苗带来的极小风险的评估。贫穷的城市移民社区也经常抵制接种疫苗。例如，波兰和德国移民社区中的许多居民都目睹过公共卫生官员用科学知识破坏他们城市工人阶级的社区。城市里的贫民非常清楚卫生官员有时会践踏他们的利益。

自由黑人的社区经常会有一些相同的疑虑。巴尔的摩的非裔美国人在 1827 年的一次疫情中集体抵制接种天花疫苗。弗雷德里克·道格拉斯（Frederick Douglass）对疫苗接种表示怀疑："把我算在自由一边吧"，他在给一位反疫苗医生的信里这样写道。[29] 一个世纪后，马尔科姆·利特尔（Malcolm Little，后来人称马尔科姆·X）加入了抵制疫苗接种的美国黑人的行列。[30]

穷人和有色人种并没有将他们的怀疑局限于疫苗。19 世纪中叶的许多卫生主义者认为，贫穷和不良卫生习惯是道德败坏的表现。此外，那些生活在危险的贫民窟里的人应该为自己的困境负责。[31] 这一时期纽约的民主党机器利用了由此导致的怨恨。该组织笼络白人移民作为基础，经常声称公共卫生学家对穷人抱有偏见。一家面向工薪阶层读者的天主教报纸讽刺卫生委员会是该市的"不卫生委员会"。[32] 这也就难怪有那么多人抵制国家的公共卫生机关了。

1918 年至 1919 年大流感期间，民粹主义者对公共卫生措施的不满再次浮出水面。旧金山当局对这种快速传播的疾病做出了迅速反应。当年 10 月，就在第一批病例上报几周以后，城市卫生委员会主席威廉·哈斯勒（William Hassler）医生说服城市管理者颁布了一项法令，要求在公共场所以及任何两人（或以上）聚集的地方佩戴口罩。起初，口罩令似乎奏效了。旧金山红十字会向该市 50 万居民分发了数十万个纱布口罩，这种口罩上的绳子要系在头上。人们广泛使用这种独特的面部遮盖物，流感病例也因此大幅减少。然而，随着时间的推移，疫情趋于缓和，人们也不再那么遵守命令。警方逮捕了数百名没戴口罩的人，并将他们拖到法官面前。法官们会进行罚款，甚至判处一些人短期监禁。许多人反对说口罩令违宪，且侵犯了他们的个人自由。城市管理者于 11 月中旬宣布该法令失效，但随着病例激增又将其恢复。该法令似乎再次奏效。然而民众对口罩功效的怀疑，再加上用起来不方便，导致第二次口罩令的被遵守程度远远低于第一次。随后当局进行了高压执法。作为回应，抗议者们成立了一个"反口罩联盟"，坚持宪法赋予他们行动的自由权。[33] 他们的主张符合一个公认的大众传统，即个人的自由高于公共卫生命令。不遵从口罩法似乎并没有对病毒的传播造成太大的影响。而且由于口罩令会导致人们忽视其他措施，比如加大社交距离、停业和隔离，这项法令甚至可能会让情况变得更糟。最终，旧金山死于流感的人数与其他对口罩要求没那么严格的城市差别不大。

***

尽管自由主义的思路一直存在，但在美国公众对公共卫生法的反应中，无论是州还是联邦一级，该路径在历史上都很少在正式的宪法层面上得到体现。法官们一直愿意严格审视公共卫生法令。他们愿意推翻一些法令，但在疫情期间，法院很少干预保护人民安全的基本权力。

81　　出于扬长避短的考虑，法院在阐述公共卫生领域法律的核心价值时很谨慎。法院没有经过对传染病的病程进行艰难判断的训练。如果不强制要求戴口罩，流感还会在旧金山额外导致数千人死亡吗？拆除莫特街的一家廉租公寓会降低儿童死亡率还是会导致儿童无家可归？对这些问题的答案往往掌握在公共卫生专家而非法院手中。尽管如此，法官们仍必须应用法律，并将专家限制在法律的范围内。在历史上，美国法院曾通过把一些棘手问题返还给民选官员和公共卫生专家进行再次判断来解决这种矛盾。如果没有强制性接种疫苗，儿童是否可以入学？一些法院说可以，但这几乎总是因为州立法机构尚未明确表示反对。旧金山居民是否可以对隔离和接种疫苗的法令提出挑战？有时可以，但这只是因为该法令是以歧视的方式执行的，比如针对华人社区。

　　个人权利什么时候要让位于社会的命令，或者反之？法院通常不愿表态。然而，当法学家在卫生法学中提出价值观念时，他们通常将社会团结置于个人自由之上。正如我们看到的那样，首席法官约翰·马歇尔将保护公共健康的警察权视为国家主权的核心属性。[34] 法院可以而且也确实坚持认为，要在理性和权限的边界内行使这种权力。但除此之外，公民自由就要在流行病中让位。这就是为什么美国外科军医约翰·比林斯在他 1879 年关于"卫生法学"的论文的一开始，不是主张个人权利，而是声称国家有义务保护"社区每一位成员……的健康"。[35] 纽约上诉法院表示，这些义务赋予各州"对公共健康所涉人员和财产的绝对控制"。[36] 这与典型的公民自由主义理念背道而驰；像反口罩联盟这样的组织会愤怒地表达抗议。但 19 世纪法学家们的公共卫生愿景并非和自由对立，而恰恰宣称是自由的实现，即哈兰法官所说的"真正的自由"——不是个人自由的"绝对权利"，而是"为了共同利益"施加"多种限制"的世界。[37]

　　公共卫生法中的公民自由并不是王牌。毋宁说它们一直是法院应对有关个人权利和集体福祉等长期问题时的指导方针。

82
83

第四章

新卫生主义 / 新隔离主义

2014 年 10 月，一位名叫凯茜·希科克斯（Kaci Hickox）的护士从塞拉利昂飞回了美国，她曾在当地一场已知最严重的埃博拉疫情中救治病人。[1] 当时美国对埃博拉病毒的担忧刚达到疯狂的程度。此前几周，一位曾在西非治疗埃博拉患者的纽约医生住院了。此外，一名利比里亚男子在达拉斯去世，两名护理过他的护士也染上了埃博拉病毒。当希科克斯在纽瓦克机场降落，准备转机回缅因州时，在匆忙测过体温后，体温计读数错误地提示她可能被感染了。[2] 新泽西州和纽约州的州长东拼西凑地制定出一项政策，要求对所有直接接触过埃博拉患者的入境人员实行为期 21 天的隔离。当局把希科克斯扣押在了机场附近的一个塑料帐篷里。最终希科克斯被扣押的时间并不长。她对自己在新泽西州被隔离提出了质疑，之后被送到缅因州一个新隔离区，她立即再次对此提出了质疑。联邦法院下令将她释放。[3]

希科克斯并非孤例。2014 年秋，因为疑似被感染，美国至少有 40 人遭到隔离。[4]另有数百人被居家隔离。他们大多数是从埃博拉疫区返回的援助人员。

然而从历史的角度来看，埃博拉恐慌最显著的特征可能并不是隔离本身，而是公共卫生法专家的反应。尽管美国自成立以来已经确立了广泛的公共卫生权，专家们现在几乎一致反对隔离而支持希科克斯等人。但在过去，公共卫生官员往往倾向于用强制性的国家权力来控制感染。现在他们则是显而易见的公民自由主义者。他们的反应体现了 20 世纪最后二十五年里公共卫生法的新进展：公共卫生和公民自由这一组合体焕然一新。在 20 世纪中叶以后，随着传染病议题在发达国家相对重要性的下降，也许一种新的卫生主义已经一跃成为公共卫生法最显著的新特征。它的核心思想是公民自由与公共健康并不对立。相反，公民自由对于实现该领域最重要的目标而言举足轻重。

＊＊＊

"是时候合上关于传染病的书，宣布抗疫战争的胜利了。"[5] 人们普遍错误地认为美国卫生局局长威廉·H. 斯图尔特（William H. Stewart）在 1969 年说过这句话或类似之语。虽然斯图尔特很可能没说过这样的话，但这个想法总结了那个时代的精神。在 1948 年，美国国务卿乔治·马歇尔（George Marshall）向全世界宣布，人类终于有能力消灭传染病了。战时和战后的几十年似乎从很多方面证明他是对的。亚历山大·弗莱明（Alexander Fleming）制造出一种后来被称为青霉素的"霉菌汁"，它恰逢其时地在第二次世界大战中得到了广泛使用。乔纳斯·索尔克（Jonas Salk）于 1953 年在广播中宣布了脊髓灰质炎疫苗的诞生。六年后，世界卫生组织宣布开展根除天花的运动。[6] 这场运动很快便高奏凯歌——在 1971 年，美国公共卫生署终止了常规的天花疫苗接种；九年后，世界卫生组织宣布战胜了天花。[7] 由于科学的奇迹，自由和免于传染的安全这两者之间由来已久的权衡似乎终于成为过去时。

　　于 1981 年在美国首次确认的人类免疫缺陷病毒 / 艾滋病（HIV/AIDS）疫情，是表明人类宣布战胜传染病为时过早的首批迹象之一。[8] 在那之后的十年里，至少有 26 万人感染了这种疾病。[9] 艾滋病病毒通过某些体液（尤其是精液和血液）交换传播，会严重抑制感染者的免疫系统。与同性发生性关系的男性、共用针头的吸毒者，以及输入了受感染者血液的受血者，其感染风险格外高。而且感染一开始可能没有任何症状。

　　艾滋病通过同性性行为这样的私人活动和共用注射器这样的非法活动传播，此类独特特征促使公共卫生当局设法寻找自 19 世纪卫生委员会沿袭下来的国家权力的替代品。代表高危群体的活动家们也坚持要采取新的应对措施。[10] 一些政治领导人提议对暴露于患病风险或已患有这种疾病的人的自由采取新的严厉限制。但艾滋病活动家和新派卫生学家表示，隔离会适得其反。这样的举措会把潜在感染者逼入地下，使对抗该疾病的传播变得更加困难。新派公共卫生官员坚持认为，抗击艾滋病的最佳方式是保护受其影响最大的人群的公民自由，这样他们才会寻求检测和治疗。在 20 世纪末的新卫生主义中，公共卫生和自由并驾齐驱。

90　　新派卫生学家面临着阻力。美国司法部部长埃德温·米斯（Edwin Meese）公开歧视艾滋病感染者。印第安纳州和其他地方的学区不接收患这种病的未成年人。在佛罗里达州，一群暴徒烧毁了一名受感染的少年的家。杰里·福尔韦尔（Jerry Falwell）牧师称艾滋病是"上帝对同性恋的惩罚"，还说数以千计的死亡是对同性恋和吸毒的公正裁决。[11] 教育部部长威廉·J. 贝内特（William J. Bennett）和参议员杰西·赫尔姆斯成功阻止了联邦政府制作有关安全性行为的教育材料。20 世纪 80 年代中期，包括纽约一位法官在内的一些州和地方官员呼吁对艾滋病感染者进行强制隔离。其他人则提议用刑法来惩罚那些感染病毒的人。

　　乔纳森·曼（Jonathan Mann）博士是新卫生工作的早期领导者之一。[12] 魅力四射的曼在 1975 年作为亚特兰大疾病控制与预防中心（CDC）的流行病情报官员开始了自己的职业生涯。他第一次从事与艾滋病有关的工作，是疾控中心派他去扎伊尔工作。1986 年曼在世界卫生组织工作时成立了世界卫生组织的全球艾滋病项目（Global Program on AIDS）。[13] 这个项目重塑了公共卫生与个人权利之间的关系。与他同时代的一位公共卫生官员回忆道，公共卫生倡导者们长期以来一直将这二者视为对立的、"相隔万里的两个世界"。[14] 然而，曼重新设想了这两者合作的可能性。他写道："对人权的无视与对全体人民健康和福祉的无视之间，存在明显的联系。"扎伊尔或美国的压制性或胁迫性反应，会使得对该病的监测更加困难。公共卫生官员需要的是关于安全性行为和针头卫生等最佳实践的信息和遵守情况。曼写道，在这种情况下，"尊重人权"会带来"明显更好的预防和治疗"。[15]

　　在 1998 年的一次空难中不幸去世的曼，指导了整整一代艾滋病公共卫生倡导者，他们继承了他综合权利和健康的思想遗产。劳伦斯·戈斯汀（Lawrence Gostin），现任乔治敦大学法学院的教授，在英国开启了自己的职业生涯，为精神病患者的权利工作。[16] 在那之后，他转而为伦敦的全国公民自由理事会（National Council for Civil Liberties）工作，该组织长期致力于捍卫个人权利免受国家的侵害（美国公民自由联盟也得名于这个组织）。20 世纪 80 年代末回到美国以后，戈斯汀在美国公民自由联盟国家委员会和国家执行委员会任职。这样的履历在传统公共卫生专家中很少见。戈斯汀首先是一位公民自由主义者。他后来写道："我支持自由主义的主导地位，个人自由是迄今为止指导伦理和法律分析的首选价值。"[17]

和曼一样，戈斯汀很快就带着他身上的公民自由背景参与了艾滋病工作。"对艾滋病患者公民自由的关注似乎违反直觉"，他承认，但站在 2004 年回望过去，我们有"充分的理由尽可能避免强制举措"。[18] 他认为，聪明的公共卫生官员早就把艾滋病感染者的隔离工作丢到历史的垃圾桶里去了。在 20 世纪 90 年代中期撰写的一篇重要文章里，戈斯汀认识到了一个事实，即在公共卫生法方面，即使国家权力已经缩小了宪法所约束的范围，比如正当法律程序和平等的法律保护，新一代的反歧视法如《美国残疾人法案》（Americans with Disabilities Act），可能也会迫使政府更新和改善现有的通常也是落后的公共卫生系统。借用曼的话说，在戈斯汀看来，健康对于"权利和特权的行使"来说"至关重要"。他坚称，"健康和人权之间"有着"不可分割的联系"。[19]

在许多方面，20 世纪末的新公共卫生学家与 19 世纪中叶的进步主义公共卫生学家相似。戈斯汀认为，"社会的基本情况"对"身体、精神和社会福祉"至关重要。"适当的收入水平和社会地位"等因素有助于维持"人群与全民"的健康。[20]

新派公共卫生学家承袭了 19 世纪人们对恶劣生活条件和贫困的担忧，并将权利和公民自由纳入其中。戈斯汀坚持认为，"充分保护公民和政治权利不仅是目的本身，还有助于确保艾滋病预防和治疗战略的有效性"。在他看来，"公民和政治权利"与"社会和经济权利，尤其是健康权携手并进"。[21] 人权倡导者持相同的观点。联合国人权事务高级专员玛丽·罗宾逊（Mary Robinson）主张："在人权得不到充分尊重的环境中，遭到感染和进一步排斥的可能性急剧增加。"[22] 诚如戈斯汀和罗宾逊所言，艾滋病是一个典型案例，它"说明了一个更普遍的现象，即个人和人群感染疾病的风险与对人权和个人尊严的尊重程度有关"。[23]

换句话说，现在看来确保公民自由是明智之举，它也是维护公共卫生法的途径。官员们可以通过对公民自由和公民权利可能给予的人类尊严加以保障，将易感染和被感染的人群精确吸引到预防和治疗计划中。新世纪开始，戈斯汀作为成员之一负责起草了一项新的州公共卫生示范法：《转折点示范州公共卫生法》（Turning Point Model State Public Health

Act）。[24] 该法令旨在使陈旧的公共卫生权力现代化和合理化。

95　它重组了公共卫生法的基础结构，并明确了州和地方政府的权力和职责。不可避免的是，它在最后几节中规定了对违反关键公共卫生规范的刑事处罚，不过这只能与必要的正当程序保障配合使用。最引人注目的是，新的示范法规从宗旨说明开始，第一句话就将公民自由纳入了公共卫生领域。示范法规的原则是"通过公共卫生系统最大限度地保护和促进公众健康，同时尊重个人的尊严、健康信息隐私、不受歧视、正当程序等权利和其他受法律保护的利益"。到 2007 年为止，全美国各州已根据该示范法规颁布了大约 48 项法案和决议。[25]

　　东北大学的温迪·帕梅特（Wendy Parmet）也表达了新派公共卫生立场。帕梅特在美国最高法院审理的第一个艾滋病案件中担任联合律师，在 20 世纪 80 年代中期出版的早期作品中，帕梅特讨论了公民自由的问题。她写道，按照传统观点，

96　"艾滋病不过是从另一个角度体现了如何平衡个人权利与共同体权利这一古老问题"[26]。这就是帕梅特所说的"公共卫生的可悲观点"[27]。但公共卫生并非注定是一场悲剧，自由和健康可以相辅相成。因此，新派公共卫生学家似乎解决了这个由来已久的两难困境。个人和共同体之间的取舍并非不可避免。帕梅特认为，刑事制裁和隔离是阻止疾病传播的错误策略。（她写道，隔离是"古老教条的死灰复燃"[28]。）相反，非强

制性机制将使现代复杂的公共卫生国家更有效地实现其目标。对高危人群进行安全性行为和使用避孕套的教育是其中的一条途径。提供干净的皮下注射器是另一条途径。

这些解决方案的新前景使得赫尔姆斯参议员和其他人的文化战努力更具爆炸性。赫尔姆斯修正案是对以权利而非胁迫手段促进公共卫生这一新机制的当头一棒。新派公共卫生学家们青睐的替代机制则转向了社会和经济权利。也许防治流行病的方法是为感染者找到更好的住处，这样他们就可以离开街头，过上更安全、更健康的生活。美国或许可以重组医疗体系，让既有健康情况不再成为医疗保险覆盖的障碍。如西欧大部分国家现有的保障性医保系统，就能比拙劣的替代方案更有效地挽救生命和阻止疾病蔓延。

在艾滋病危机中崛起的新派公共卫生专家们知道高压会在公民中引起抵制和反弹。他们试图建立新的公共卫生法，利用人类的欲求和愿望来帮助控制传染病。当 2014 年埃博拉病毒到达美国时，有关的公共卫生法律部门已经准备好了部署新卫生主义的措施，来保护像凯茜·希科克斯这样的医务人员。艾滋病创造了一种新的范式。事实上，在 2003 年春季非典（SARS）疫情暴发时，这种范式的影响已经显而易见。卫生与公众服务部的结论是，隔离"最好是在自愿的基础上进行"，而不是强制性的。[29]

***

20 世纪末和 21 世纪初的新卫生学家对公共卫生法领域产生了深远而持久的影响。然而，公民自由和公共卫生两者是否能在未来真的并行不悖仍然未有定论。在传统上，保护公民自由意味着保障私人权利不受国家干预。然而对艾滋病的法律回应表明，美国由市场驱动的私人医疗体系的法律架构，在传统的私人权利和共同体福利之间造成了新的矛盾。事实上，为适应新的卫生主义，私人医疗保健和专有知识产权创造了新隔离主义。

如果想想 20 世纪早期和中期战胜传染病伟大胜利的制度环境，我们就会看到问题的一个方面。不管是发现了第一种脊髓灰质炎疫苗的乔纳斯·索尔克，还是之后很快发现了一种更简便的口服型脊髓灰质炎疫苗的阿尔伯特·萨宾（Albert Sabin），他们都没有主张专利权。这部分是因为他们的研究是由国家小儿麻痹症基金会（National Foundation for Infantile Paralysis，后来被称为"美国出生缺陷基金会"［March of Dimes］）这个非营利基金会资助的。该基金会从公众那里获得了资金，将近 8000 万人向它捐款。[30] 数以千计的医生和孩子为协助疫苗的研制承担了风险。诚然，法学家们也认为在这种情况下很难主张专利保护，因为疫苗包括了一系列众所周知的研制过程。但是如今，制药公司会为远不如当初脊髓灰质炎疫苗那样新颖且价值连城的方法主张专利权。索尔克和萨宾放弃的专利权可能价值数十亿美元。索尔克对记者爱德华·R. 默罗（Edward R. Murrow）说了一句有名的、夹杂着谦虚和傲慢的话："专利是无稽之谈。你能为太阳申请专利吗？"[31]

同样，在 20 世纪 70 年代根除天花的疫苗也不依赖被当作私有财产持有的信息——18 世纪末以来，人们对天花疫苗的了解已经很清楚了。参与发明世界上第一种抗生素，即青霉素的人也拒绝主张专利权。垄断性保护的缺失消除了二战期间普及抗生素的一个潜在障碍。然而与此同时，青霉素早期没有产权，可能也导致了这种救命药在大规模生产和分销过程中遭遇延误。没有公司或组织能够从青霉素的成功中获利。从 1928 年英国科学家亚历山大·弗莱明偶然发现这种所谓的"霉菌汁"，到开始生产用于治疗感染的产品，这中间相隔了十年之久。[32]

然而到 20 世纪末，代表世纪中期伟大进步的准公共基础设施，已经让位给了半私有的医学研究机构，这些机构对制造和分销某些药物的强大经济激励做出了回应。制药公司汇集了大量科学和技术知识，如今在生产关键的传染病救命药中发挥着主导作用。但将紧迫的公共卫生工作私有化，也有可能导致科学进步中私有产权与公共卫生命令之间的脱节。这些权利导致了对至关重要的新药的新垄断权。在某些情况下，专利权的扩张会对新药的开发构成障碍。[33] 分散各地的公司拥有的专利错综复杂——法学家丽贝卡·艾森伯格（Rebecca Eisenberg）和迈克尔·赫勒（Michael Heller）称之为"反公地"（anti-commons）——这些专利妨碍了复杂药物的装配。[34] 在另一些情况下，私有专利权刺激了新药的发现和发明，却赋予了公司几乎无法问责的定价权。药价高得令人望而却步，将贫困人口拒之门外。

与新卫生主义相似，知识产权方面的新隔离主义同样是在艾滋病的背景下产生的。起初，私营公司不愿给研究投资，并且其回报率看上去似乎也太低了。在 1984 年，北卡罗来纳州一家名为宝来惠康（Burroughs Wellcome）的公司（后来成了葛兰素史克［GlaxoSmithKline］帝国的一部分）同意与国家癌症研究所（National Cancer Institute）合作，以找到治疗艾滋病的潜在有效药物。[35] 到 1985 年年初，宝来惠康已经给齐多夫定（AZT）申请了专利，这是第一种显示出治疗前景的抗逆转录病毒药物。能在早期发现病毒的血液检测也为其独家所有。随着宝来惠康制定价格，专属所有权的后果很快就变得明朗了。用齐多夫定抗逆转录病毒药物治疗一年可能要花 8000 美元或更多。[36] 它成了全国最昂贵的药物。批评家估计齐多夫定的利润率在 40% 到 80% 之间，预计年收入接近 50 亿美元。[37]

齐多夫定的发现让人们看到，私有制是如何调用国家强制力来阻断人们用来救命的治疗。1989 年，一个名为"艾滋病解放力量联盟"（AIDS Coalition to Unleash Power，又名"行动起来"[ACT UP]）的组织用戏剧化的方式表明了这一点——它的成员占领了位于北卡罗来纳州达勒姆附近科研三角园的宝来惠康办公室，抗议高昂的价格将穷人排除在可能救命的科学之外。"行动起来"告诉宝来惠康的高管们，"病人就要因为买不起你们的药而死去"。[38] 执法人员最终把抗议者带走了。

隔离主义国家通常被认为是威权国家，因为它们侵犯了产权保护等私人权利。相比之下，艾滋病的情况代表了一种与此不同的且有害的国家权力模式。美国的法律由于让私营公司以财产权对抗穷人而显示出了威权特质。

因此，难怪像帕梅特这样的新卫生学家会强烈主张重组我们的医疗体系。在一个大多数美国人的医疗保健都必须通过市场购买，且公司可以自行决定收取市场可以承受的任何价格的世界里，市场法则的作用就如同欧洲威权政权的警戒线。几个世纪以来，野蛮的隔离使人们面临着巨大的痛苦和死亡风险。宝来惠康私有财产周围的新警戒线如今也有大致相同的效果，只不过它是以一种新的形式出现的。

换句话说，医学领域的私有财产是一把双刃剑。一方面，它为医药产业复合体开展有效的研究提供了强有力的激励，从而扫除了新药生产的阻碍。从这个意义上说，药品产权再现了公共卫生和私人权利的新卫生主义联盟。然而，另一方面，它也划出了一道无情的伤口。一旦一种新药被发现并通过测试，私人医疗保健市场和支撑它的产权就会把科学的进步收入囊中，并将普通人排除在外。这样看来，新卫生主义有可能演变成新的隔离措施。私有财产事前是一个样子，事后则显露出另外一副模样。

***

随着新世纪的到来，另一种新动向威胁到了公民自由与公共健康的美好和谐。新卫生主义保健综合方案的基础是：除非自愿配合，否则不能对信息进行收集和对个人进行控制。而面临胁迫、隔离或其他不良后果威胁的人，是不会报告关于他们健康的可靠信息的。艾滋病病毒携带者或从埃博拉疫情肆虐的西非返回的人可以逃避检测以避免隔离。隔离可能会将感染逼至地下，并且让当局无法获得管控风险所需的信息。这些权威部门表示，促进公民自由是明智的公共卫生政策，其效果远远好于草率而粗鲁的隔离主义政策。因此，那些陈旧、严厉、粗鲁的隔离方法似乎是徒劳的。实现公共卫生目标要保护患病者的自由，这至少部分是因为，像公共卫生专家看到的那样，他们确实别无他法。

但如果新卫生主义不是唯一的选择呢？在公共卫生法中，强制手段之所以显得徒劳，至少部分是因为技术、疾病和社会之间的特定关系。并不是每一种疾病都会像艾滋病病毒那样令强制措施受挫。（例如在 20 世纪最后十年间，一些州的法律批准了针对耐药结核病的新强迫措施。）[39] 在"9·11"恐怖袭击后出版的《公共卫生法》（*Public Health Law*）第二版中，吸取了教训的劳伦斯·戈斯汀似乎放弃了统合个人权利与公众健康。"我对公民自由的热爱，"这次他写道，"在围绕 9·11 的那些事件中备受打击。"[40] 诸如传染性病原体的生物恐怖主义威胁等问题使得人们不得不思考——个人权利和公共健康的关系可能再次变得紧张，甚至水火不容。

也许更根本的是，手机应用程序和手机追踪等新技术可能会改变自由与健康之间脆弱的平衡。如果国家或其他强大的机构能够开发出对个体进行测试和追踪的技术以使人们避无可避，那么人们的权衡就可能会发生改变。随着 2020 年春天美国进入新冠时代，构成新卫生主义关于权利与健康组合的基础已经开始动摇。

第五章

戴上口罩面对过去

美国对新冠的第一反应，是由根植于过去的法律和政治工具塑造的。当然，大流行带来的迫切要求也发挥了作用，但历史制约了美国的反应。

历史是怎样发挥作用的？在新冠暴发的最初几个月，美国历史上长期存在的模式再次出现。与之前的流行病一样，流行病法主要表现为州法律而非联邦法律的形式。法院在尊重公共卫生当局方面一以贯之，尽管与往常一样，法院并没有完全把这一领域拱手让出。这次也有一些新的麻烦——法院成了党派两极分化的角斗场。新的隔离主义出现了，并且因为大规模的监禁和移民拘留而加剧。死亡率方面显著的种族差异，尤其是非裔美国人的高死亡率，重现了长期存在的医疗不公正，并引起了进步主义卫生学家对生活条件和获取医疗服务方面阶级差异的重新关注。与此同时，新的监测技术有可能破坏艾滋病时代那种以公民自由为主导的综合性公共政策。

***

在大多数国家，新型冠状病毒危机都加速了国家而非地方层面集权的趋势。有时候，这是因为各国总统和首相利用危机巩固了权力。在匈牙利，议会全面授予了欧尔班·维克托（Orbán Viktor）总理新的紧急权力。然而，正如法学家戴维·施莱克尔（David Schleicher）观察到的那样，新冠的紧迫性带来了世界各国的国家集权，哪怕这些领导人并没有把病毒当成夺权的借口。[1] 看起来，这场危机的发展速度和地理范围催生了国家层级的政策而非地方政策的出台。

然而在美国正好相反，公共卫生法仍然主要表现为州和地方法。联邦政府扮演了一个尴尬的，有时甚至是笨拙的角色。[2] 二战后为有效防治疟疾，在亚特兰大成立的美国疾病控制与预防中心（以下简称"疾控中心"），已经发展成享有国际声誉、在全球传染病防治中起到领军作用的机构。但如今，美国疾控中心在疫情早期生产的检测试剂盒存在缺陷，从而无法进行广泛的检测。事实证明，疾控中心协助追踪和溯源感染旅行者的努力是笨拙而无效的。（疾控中心的主任罗伯特·雷德菲尔德［Robert Redfield］，曾经是艾滋病隔离策略早期颇有争议的支持者。）与此同时，除了推进之前就存在的党派项目外，白宫通常都会拒绝行使强有力的联邦行政权。紧急命令减少了寻求避难者和外国劳工的入境，并大幅削减了非本国公民学生的联邦资助。[3]一项漏洞百出的旅行禁令减少了来自中国的旅客，而新冠病毒感染者却从欧洲大量涌入。美国国家过敏和传染病研究所（National Institute of Allergy and Infectious Diseases）所长安东尼·福奇（Anthony Fauci）和白宫新冠反应协调员德博拉·伯克斯（Deborah Birx）等联邦官员成了信息和科学指导的交换所，但他们能够行使的实际权力微乎其微。相反，他们以指南和最佳方案，而非具有法律效力的指令的形式发布联邦标准。

州长们依据早期美国卫生法赋予的公共卫生权填补了这一空白。例如在纽约州，为了应对这种流行病，州议会扩展了安德鲁·科莫州长的法律权限。[4]科莫关停了非必要的商业活动，禁止了非必要的聚集，暂停了驱逐和房屋止赎，并要求在公共场所保持社交距离。[5]他要求老年人等易感人群除了单独户外活动以外都尽量留在室内。在西海岸，加利福尼亚州州长加文·纽瑟姆（Gavin Newsom）也行使了广泛的权力——发布居家令、调拨紧急资金保护该州大量无家可归的人、暂停驱逐等等。[6]俄亥俄州州长迈克·德温（Mike DeWine）发布了居家令，禁止了一切非必要活动。其他的州长虽有时孤注一掷，但又经常创造性地行使州一级的法律权力，以应对这一场全国性的、实际上是全球性的危机。

然而，去中心化也意味着广泛的法律差异和糟糕的协调统一。例如，各州对"必要的商业活动"有不同的标准。重新开放的努力彼此步调十分不一致。[7]事实上，州和地方层面在新冠政策上的分歧，成了美国法律应对新型传染病的标志。[8]一些人赞成去中心化，因为根据地区差异，不同的感染率似乎需要相关部门采取不同的应对措施。但在中心化应对策略中，也不必都采取一刀切的联邦政策。中央决策者只需要常规性地向特定区域提供援助就够了。（比如飓风、地震或火灾的救援。）而且在牵涉某些特定地区的污染和空气质量等方面，联邦政府早就制定了卫生标准。美国的反应是去中心化的，不是因为地方主义在这种情况下是明智之举，而是因为美国根深蒂固的联邦制历史将公共卫生权引导到了州和地方的路径上。

一个世纪前，公共卫生专家预计隔离权将从各州转移到联邦政府。[9]传染病跨越州界时可不会考虑管辖权的差异。鉴于运输速度的不断加快和经济规模的扩大，现代世界传染病的庞大规模似乎使得这样的发展应运而生。但今天，即使国会试图行使隔离权，它也不清楚这种权力是否合法。联邦政府没有警察权。它在公共卫生领域的权力主要源于其对州际贸易和影响州际贸易的活动进行监管的权力。但在 1995 年，美国最高法院裁定，宪法不允许国会对本身不显著影响州际贸易的非经济活动进行监管。[10] 2012 年，在全美独立企业联盟诉西贝柳斯案（*National Federation of Independent Business [NFIB] v. Sebelius*）中，法院进一步界定了对贸易权的限制。五位大法官裁定：《平价医疗法案》（Affordable Care Act）要求个人购买健康保险或缴纳相关税款的规定超出了国会的贸易权。[11] 法院找到了一种办法支持该法案对个人的要求；大法官约翰·罗伯茨（John Roberts）和其他四位大法官裁定，这项规定可以作为联邦政府征税权的一种行使方式予以维持。[12] 但州际贸易权的限制是明确的。

全美独立企业联盟诉西贝柳斯案的裁决可能会让联邦政府在美国全境实施本地化隔离令的权力变得不可能。[13] 与健康保险的规定不同，进行隔离的权力不能被视作税收。一个无权强迫人们购买健康保险的国会，可能也无权在各州实施强制隔离。

***

包括美国最高法院在内，各法院在新冠大流行的最初几个月大多都发挥了其历史上一贯的作用，不过现在有了一些新的变数。数以百计的个人、企业和组织在法庭上对州政府的封闭令提出了质疑。[14] 在一些情况下，仅仅是面临法庭可能的裁决就迫使一些州改变了最初关于社交距离的规定。例如，纽约禁止除宗教集会以外的所有集会，而纽约公民自由联盟指控这一规定违反了宪法第一修正案。在这种情况下，科莫州长全面放宽了对小型聚集的限制。[15] 那些真正产生司法认定的法庭挑战通常都是败诉，但也有一些情况较好。

2020 年 5 月，威斯康星州最高法院驳回了州卫生服务部部长安德烈亚·帕姆（Andrea Palm）发布的冠状病毒应急条款。[16] 帕姆于 4 月中旬发布的"第 28 号令"是对公共卫生法的广泛主张。该法令禁止所有非必要的旅行，关闭所有企业，并禁止任何人数的非家庭性私人聚会。第 28 号令要求所有学校在本学年剩余的时间里停课，并关闭所有室内和室外的公共娱乐及活动场所；继续关闭理发店和餐厅，禁止 10 人或以上的宗教团体聚集，包括婚礼和葬礼。此外，它还对非同一家庭成员全面提出了 6 英尺社交距离的要求。

威斯康星州法院的四位法官投票否决了第 28 号令的全部

内容。但在一定程度上，他们这样做也呼应了公共卫生紧急情况下司法谨慎（judicial caution）的悠久历史。法院并未否决卫生服务部、州长或州立法机构在遵循适当紧急程序的情况下制定此类法规的权力，但裁定帕姆部长在发布第 28 号令时没有遵循此类程序。

　　不可否认，威斯康星州的判决被认为是一个高度政治化的判决，它让该州由共和党控制的立法机构（提出申诉者）与民主党控制的行政部门对立起来。此前共和党的支持者们已经在麦迪逊的州议会大厦就卫生部的命令进行了抗议。投票推翻这项法律的四位大法官也都是共和党人。（其中两人单独写信对卫生部部长的命令提出了尖锐的批评。）但威斯康星州案件的新颖之处并不在于其本身的政治性。公共卫生法一直是政治性的，这是因为（在公共卫生紧急情况或其他情况下）有关个人基本权利和州权力的争端，对我们治理社区所依据的价值观提出了质疑。这样的争端需要解决基本的问题：我们应该冒多大的风险？人的生命有多宝贵？经济生活和财富的适当权重如何？我们应该如何分担公共卫生成本？解决这些重大问题，无论是在立法机构、州议会还是法院，都难免会涉及政治判断。

　　威斯康星州的这场诉讼，以及全国范围的争议，都蕴含了一个新的特点，那就是公共卫生法现在已经以一种历史上不常见的方式变得极其党派化了。毫无疑问，当地诸如19世纪中叶关于斯塔滕岛海洋医院的争议长期以来都具有党派色彩。当地的民主党人抓住公共卫生法的限制性，拉拢民粹主义者反对共和党的卫生官员。但在州和国家层面，公共卫生争议中的价值观很少与党派所属密切相关。然而2020年的情况不是这样。在威斯康星州，最高法院和其他地方对疫情期间公共卫生法的观点依照共和与民主两党形成泾渭分明的局面，该州只有一名保守派法官投票支持自由派所持的不同意见。在这一前所未有的司法动向中，同样的党派之争也很明显地表现在国家层面上——由共和党控制的司法部迈出了新的一步，为了阻止广受欢迎的密歇根州民主党州长格蕾琴·惠特默（Gretchen Whitmer）防控新冠的举措而对一场诉讼予以支持。司法部在其他州没有采取此类行动，尽管许多州也采取了很多类似的措施。[17]

截至我写这本书的时候，唯一一件由美国最高法院审理的新冠案例清楚地体现了对新冠的司法应对中新出现的党派维度。尽管这个案件重现了许多长期模式，但它标志着公共卫生法的一个重要新维度。在南湾联合五旬节教会诉加文·纽瑟姆案（*South Bay United Pentecostal Church v. Gavin Newsom*）中，原告起诉加利福尼亚州州长，声称该州的新冠安全要求侵犯了他们的宗教自由。加利福尼亚州规定将宗教礼拜活动

限制在建筑物法定容量的 25% 以内，或不超过 100 人，以较 118

低者为准。原告称该规定明显违宪。在最高法院的 5 名法官中，

由民主党任命的 4 名大法官以及首席大法官约翰·罗伯茨，

以勉强过半的数目驳回了干预，保留了该州的限制。但由共

和党总统任命的 4 名法官持不同意见，他们称这些规则违反

了宪法第一修正案的自由礼拜条款，是对宗教信徒的歧视。[18]

　　一方面，法院以微弱的优势继承了司法裁决维护国家在

抗击流行病方面权威的悠久传统。教会一直受到在各州警察

权限内颁布的一般流行病条例的约束。这种权力至少可以追

溯到 19 世纪前几十年，其时当局禁止在城市教堂的墓地举行

葬礼。

　　尽管如此，最高法院里持不同意见的法官还是提出了宗

教自由的论点，在过去几十年中，这个论点已经成了保守的

共和党批评现代监管型国家的核心杠杆之一。在 2014 年提起

的一场此类诉讼——伯韦尔诉霍比·罗比公司案（*Burwell v.*

Hobby Lobby）中，最高法院由共和党任命的多数派对宗教 119

自由的解释是：允许企业雇主选择拒绝《平价医疗法案》中

由雇主提供避孕保险的医疗保险要求。[19] 在另一起于 2018 年

判决的杰作蛋糕店诉科罗拉多公民权委员会案（*Masterpiece*

Cakeshop v. Colorado Civil Rights Commission）中，法院裁定

科罗拉多州公民权机构要求面包店为同性伴侣举办婚礼提供

蛋糕的行为侵犯了面包店老板自由行使宗教信仰的权利。[20] 两年后，在南湾联合五旬节教会案中，布雷特·卡瓦诺（Brett Kavanaugh）大法官的不同意见没能解决该州的关切，即做礼拜所包含的社会接触远比在超市购物更广泛。但该案中两党几乎彻底的分裂昭示着政治发展的一种新动态，即宗教自由会对监管型国家的基本结构造成威胁，其中也包括美国成立之前就存在的公共卫生法权威。

法庭处理新冠案件的第二个新进展是，随着组织和企业开始重新开放，所谓的豁免迅速增多。无数企业要求客户在生病时放弃起诉的权利。甚至有几所学院和大学也这么做了。使用这种豁免的努力或许可以理解。没人确切知道重新开放后的最佳实践是怎样的；此外，一些企业支付的保险不包括与传染病相关费用的责任，这可能使某些小企业面临严重风险。然而，豁免也挑战了法治的一个基本理念。这些企业的目的是在解决争端时将法院排除在外。[21] 到 2020 年夏初，几乎没有办法判断这些豁免声明会不会被法院认可。但几十年来，此类协议的执行越来越广泛，这让许多人认为豁免可能会产生实质性的影响。与此同时，州议会和美国国会开始就广泛立法进行讨论，使企业即使在没有豁免的情况下也能免受诉讼。

历史学家弗兰克·斯诺登（Frank Snowden）写道，研究一个社会中的流行病"就是要了解这个社会的结构"以及"政

治上的优先事项"。[22] 法律体系对新冠相关争议的反应证实了
斯诺登的说法。数十年来，各类企业对豁免越来越依赖，这　　121
为在新冠疫情期间重新开放的努力中进一步扩大使用豁免铺
平了道路。数十年来，由企业资助的对法律诉讼的攻击，也
为豁免权的立法铺平了道路。同样，共和党数十年来对专业
知识和监管型国家的抵制，导致了一种全新的、基于党派的
且棘手的对公共卫生法基本主张的异议。在得克萨斯州，尽
管公众普遍认为戴口罩是减缓病毒传播的重要工具，但州长
禁止地方和城市官员强制执行在公共场合佩戴口罩的规定。
在 1858 年引发斯塔滕岛海洋医院纵火案的思潮死灰复燃，如
今又在密歇根州议会引发了党派的武装抗议，以及在俄克拉
何马州引起了民粹主义者对口罩规定的抵制，并在最高法院
提出了新的宗教自由主张。

＊＊＊

　　被关押在美国看守所、监狱和移民拘留中心的数百万人，
引发了新冠最激烈的争议之一，并进一步推进了美国社会对　　122
边缘群体进行威权式隔离的悠久传统。
　　美国是世界上监狱人口比例最高的国家。在疫情暴发之
初，美国有近 1% 的人口被关在看守所、监狱或移民拘留所

里，共计 210 万人。[23] 没有其他哪个国家达到了这种监禁水平。例如在英国，新冠大流行开始时只有 8.1 万人被监禁，这一比例不到美国监禁率的四分之一。[24] 中国 2019 年的人口是美国的四倍多，但被关押的人数比美国少 50 万。[25] 此外，在 2020 年年初，美国的监禁率也不是按种族平均分布的。[26] 约 60% 的囚犯是非裔或拉美裔，尽管黑人和拉美裔仅占全国人口的 30%。在许多州，每 20 名成年黑人男子中就有一人在看守所或监狱里。

数十年来利于大规模监禁的司法裁决促成了一种恶性的新型隔离主义。1979 年，最高法院同意短期内在监狱牢房里使用双层床。两年后，法院批准长期使用双层床。很快，成年男子就被两人一组关进 6 英尺乘 8 英尺的牢房里。[27] 一旦新冠病毒进入拥挤的监狱，形势会很严峻。4 月初美国司法部部长威廉·巴尔（William Barr）承认，至少有三所联邦监狱"正在经历严重的感染"。[28] 在田纳西州的一所监狱中，700 名囚犯的检测结果呈阳性；截至 5 月底，该州共有 2600 名囚犯检测结果呈阳性。[29] 截至 6 月初，加利福尼亚州有 1000 名囚犯检测结果呈阳性。俄亥俄州马里恩惩教所的检测结果令人震惊——2500 名囚犯中有 80% 感染过新冠，至少有 13 人死亡。[30] 实际上，大量美国人是在有感染的环境中被隔离的。监狱的围墙就像 1900 年当局强加给旧金山华人居民的警戒线。记者劳伦斯·赖特（Lawrence Wright）在 2020 年 3 月出版的一本极具先见之明的科幻小说《十月底》（*The End of October*）中描述了在传染病流行时关闭麦加大门的场景，一年一度的朝圣期间，数百万穆斯林被关在了里面。当然，这部作品是虚构的，但美国的监狱对现有的数百万人口做了同样的事情。可以肯定的是，这些被关在新冠肆虐的监狱里的人大多都已经被判有罪，有些犯下的还是重罪。一些人给社区带来了危险，甚至可能是十分重大的危险。但美国庞大的监狱系统，以及使用辩诉交易作为主要的定罪模式，意味着有太多人遭受了这种新的反乌托邦式隔离。正如抗议者指出的那样，监狱里无人被判处非自愿地暴露于可能致命的传染病中。

　　从前，美国的法律体系知道如何在流行病中管理囚犯。殖民时期和 19 世纪的州法律通常会规定，在瘟疫暴发时应该将易受感染的囚犯转移到安全的地方。[31] 相比之下，21 世纪的美国监狱系统似乎忘记了流行病的风险。经过一个世纪的平静，他们变得自满起来。可是突然之间，臃肿的美国监狱系统不得不就继续关押囚犯制定数千项特别的法律决定。

　　许多地方大幅缩减了审判前监禁人口的数量，但这些举措仅对刑事审判系统中的一小部分被拘留者有影响。在新冠暴发后的两个月里，康涅狄格州释放了 11% 被判刑的囚犯，尽管这类释放很多都属于减少该州现有囚犯数量的既定政策。[32]

在其他州，监狱官员几乎什么都没做。截至 5 月初，宾夕法尼亚州仅释放了 96000 名囚犯中的 150 人。[33]（宾夕法尼亚州至少有一所监狱的囚犯绝食抗议狱警不按规定戴口罩。[34]）截至 6 月初，观察家们将许多监狱系统比作 20 世纪中期美国陆军在伊利诺伊、马里兰和密苏里等州立监狱中资助的疟疾实验。[35] 这些故意让囚犯感染疟疾以期找到疫苗的实验进行了近三十年，直到 1974 年，州监狱官员才将其终止。[36]

126 　　与各州监狱官员情况类似，不同法官对监狱里传染病的反应大相径庭。一些法官愤怒地斥责监狱官员，并充满同情地下令立即释放特别脆弱的囚犯——纽约的艾利森·内森（Alison Nathan）法官谴责监狱管理局，因为他们采用了被她称为"卡夫卡式"的有条件释放，即在获释前囚犯要进行连续 14 天的集体隔离，如果这期间出现一名检测结果呈阳性的犯人，就要再隔离 14 天。[37]（这种所谓的隔离可能会无限期地使被监禁的人与世隔绝，直到其中每一名成员都被感染。）其他法官总的来说对监狱官员要更加尊重。4 月下旬同一天裁决的两起联邦案件对监狱拒绝释放脆弱囚犯的做法提出了同样的质疑，但两起案件的结果却截然相反。俄亥俄州的一名法官判决一所监狱对医学上易感的囚犯进行评估并将其释放。[38] 而路易斯安那州的一名法官驳回了囚犯的起诉，拒绝将联邦宪法义务强加给监狱。[39]

与监狱相关的案件明显呈现出了两种模式。法庭拒绝按照年龄或罪行发布全面的释放令。[40] 此外坊间有证据表明，就像少数族裔的被监禁人数受种族主义态度影响一样，法律系统就某一囚犯是否适合释放所做的个体化紧急新冠评估也同样打上了种族主义的烙印。

***

新冠也揭示了美国监狱系统以外的种族不平等。美国大约 12% 的人口是非裔，但截至 2020 年 6 月初，全美新冠死亡人数中非裔美国人所占的比例却高达 24%。[41] 考虑到黑人通常比白人年轻这一事实，死亡率的差距更加突出：黑人的死亡率比白人高 3.5 倍，而拉美裔的死亡率比白人高近 2 倍。[42] 美国印第安和阿拉斯加原住民患该病的概率极高。到了春末，5 个原住民部落的感染率要比 50 个州中的任意一个都高。西南部的纳瓦霍族有近 7000 例感染和 300 多例死亡。[43] 州长的权力使一些原住民社区的状况雪上加霜，例如州长克里斯蒂·诺姆（Kristi Noem）就试图撤销南达科他州拉科塔族设立的公路健康检查点。

许多关于流行病对种族影响不平等的说法将其归咎于贫困、饮食或既有的医疗状况，甚至（没有充分证据地）归咎于基因易感性。其他说法则断言种族主义或白人至上才是原因。可能除了遗传学以外，其他所有因素都会将病毒对本就弱势的群体产生的影响放大。这种病毒针对的是穷人和公民权利阙如的群体——居无定所、经济不平等、生活环境拥挤、难以获得医疗保健、大规模监禁和无数其他不利因素助长了病毒的传播。

虽不明显但毫无疑问的是，法律也塑造了新冠病毒对不同人群的影响。[44] 被大多数人认为理所当然的、通常被视为中立和没有争议的法律规则和机构，洗白了长期的不平等历史，并帮助造就了不同人群对病毒的感染差异。

对大多数生活在美国的人来说，市场法（包括私有财产的基本规则、合同法和侵权法）决定了获得基本生活所需的途径。劳动法设置了人们就业安排的规则，并确立了集体管理在何种情况下可以发生（或不可发生）。每当住在皇后区的管理员决定是否乘坐地铁到曼哈顿区的办公楼上班时，这些规定都会产生强大的影响。（对纽约新冠病毒的研究很快就表明，该疾病对城市贫穷边远地区的影响格外严重，因为那里的工人除了乘坐受污染的地铁外别无选择。）出于同样的原因，每次内布拉斯加州的移民工人考虑去肉类加工厂工作时，在私人市场对权利进行分配的法律都会压制他们的决定。美国社会秩序的基本法律规则决定了这种选择的范围。它们决定了如果这些工人不去上班，他们可以依靠什么，继续工作会给他们带来什么好处，以及他们如果生病了将得到什么样的治疗。法律以不成比例的方式给黑人和拉丁裔人口造成了严重的暴露和感染风险。[45] 而对于少数幸运的白人来说，有关私有财产、合同和侵权的相同规则，也以不成比例的方式给他们提供了能在动用存款或利用其他资源的情况下进行自我隔离的能力。美国社会的基本法律制度加剧了数百年来的等级歧视，这集中体现在新冠病毒危机的死亡率差异上。

在新冠疫情中获取医疗保健的情况也如出一辙。疫情开始时的美国法律通过一套由基本法律模块组成的极其复杂的市场机制来提供医疗服务。可以肯定的是，《平价医疗法案》（有时被称为"奥巴马医改"）在疫情肆虐时让数百万美国人获得了医疗服务。[46] 尽管如此，即使在奥巴马医改之后，美国的财产和税收法仍在继续通过就业来引导医疗保险，作为一种补偿形式，它具有巨大的税收优势。美国的劳动法没有强制规定带薪病假。但通过将由社会提供的医疗保健与监管宽松的私人劳动力市场挂钩，美国法律体系又制造了另一种族差异机制。当病毒袭来时，非裔美国人的失业率大约是白人失业率的两倍。[47] 有色人种找到的工作极有可能是不提供医疗保险或带薪病假的。结果是，有色人种很可能在新病毒到来之前很久就在忍受糟糕的医疗状况，而一旦病毒到来，他们更无法获得足够的医疗服务。

随着 2020 年 3 月疫情规模的扩大，许多不利因素汇聚成了一种煎熬般的道德困境。如果事实上没有足够的医疗设备来治疗重症患者，医生们就会开始询问，对稀缺资源的分配规则是什么。最突出的例子是呼吸机，这是一种向无法自主呼吸的患者的肺部输送氧气的设备。如果需要呼吸机的患者比可用的呼吸机多怎么办？

132   多年来，医学伦理学家和道德哲学家已经找到了这类问题的常规答案。标准的解决方案是考虑患者的年龄、健康状况和预期剩余寿命。将质量调整寿命年（quality-adjusted life years，缩写 QALYs）最大化是现有的最佳答案。然而，老年人和残疾人的支持者立即表示反对，因为这种做法公然使他们处于不利地位。此外，美国白人的预期寿命比黑人长近四年。[48] 收入最高段的四分之一美国人的平均预期寿命比收入最低段的四分之一长十年。[49] 因此，按照 QALY 方法进行分诊会让本已弱势的人群更加弱势，他们的贫困或较差的医疗服务降低了他们的预期寿命。分诊系统反映了那些本就导致了健康和预期寿命差异的歧视，并对这种歧视进行再生产。

一个平时靠私有财产和市场来创造和分配财富及繁荣的体面社会，必须拥有能在危机时期满足人民基本需求的法律

133   安排。这就是古老的西塞罗思想的智慧所在，即人民的健康

是至高无上的法律。在新冠的紧急情况下，美国的法规和制度完全没能达到这一道德要求。

＊＊＊

新冠还引发了新一轮针对亚裔的极其丑恶的暴力犯罪。[50]初期的疑似疫情起源导致那些被视作华裔的人们受到了袭击和骚扰。据报道，亚裔美国人在公园、公共交通工具、超市和商店遭到了吐口水和人身攻击。有传闻说亚洲面孔的人被过往的车辆投掷物品，并被喷洒消毒剂。尽管流行病学家最终将美国大多数新冠病毒的基因结构与欧洲的毒株联系到了一起，但亚洲人的商店还是遭到了所谓"中国病毒"的涂鸦破坏。一位母亲报告说一名白人男子将她7岁的亚裔女儿从自行车上推下来，并大喊她应该离开这个国家，因为她正在感染其他人。

2020年发生的针对亚裔的袭击重现了一百七十五年来人们对亚洲移民带来传染病的怀疑。从19世纪末的排华，到天使岛的医疗检查，再到1900年的黑死病隔离，美国不断孕育着一场场蓄势待发的种族犯罪。随着疫情恶化，白宫开始制定针对中国居民的新规定。当年5月，时任总统特朗普开始禁止特定群体的中国研究生和研究人员入境。他的助手们为

134

这项禁令辩护，称其是为了反对工业间谍活动。但新政出台的时机表明，总统正在成为数月来一直向亚洲人吐口水并发起攻击的暴徒们的帮凶。

***

到 2020 年夏初，进一步的隔离主义风险迫在眉睫。美国经常更倾向于用自由主义的语言来表达自己。但我们过往的记录好坏参半，这使得我们容易走上危险的道路。在新冠危机中，几乎没有哪个领域像新技术的前景那样充满危险，新技术将使政府能够追踪人们的行动和接触过的人。

在新冠疫情之前的近半个世纪里，美国流行病法专家一直致力于推动公民自由与公共卫生的融合。自愿遵守取代强制性规定，成为抗击感染的首选策略。但手机和其他技术可能会改变这一切。[51] 全球的观察家们赞扬韩国当局在 2020 年年初成功减缓了病毒的传播。但韩国行政安全部的成功取决于一项授权，即允许官员追踪该国所有人的行动。[52] 行政安全部开发了一款追踪接触者的应用程序，并要求所有公民安装该应用程序以便对他们的行动进行监控。如果人们感染了病毒，官员们可以使用该应用程序确定他们之前接触过的人。韩国公共卫生部门还使用该应用程序对人们进行实时跟踪，监测人们是否违反了严格的隔离规定。

　　当然，技术本身并不一定会对公民的自由构成威胁。对公 [136]
民自由和公共卫生进行融合的要义在于：自愿遵守往往比政府
强制效果更好。理论上，技术可以促成权利和福祉的幸福融合。
但新冠时代新技术的早期经验表明，自由和健康可能正在分
道扬镳。在新加坡，当局开发了一款名为 TraceTogether 的复
杂应用程序，它允许卫生部官员访问用户手机上的数据。[53] 起
初，该应用程序的安装是自愿的。但是结果令人失望。新加
坡只有不到四分之一的手机用户安装了该应用程序，这严重
降低了该应用程序的有效性，并导致政府警告称，疫情严重
的地区可能要强制安装该应用程序。[54] 澳大利亚官员也经历了
类似的困难。他们免费的应用程序 COVIDSafe 安装量只有预 [137]
期的一半左右。[55]

　　不同的技术构成了不同程度的威胁。美国公民自由联盟
于 2020 年春季恐慌期间发布的一份白皮书制定了基于公民自
由的追踪技术标准。[56] 美国公民自由联盟竭力主张，所有这类
技术都必须是自愿的、非惩罚性的和非歧视性的。尤其是公
民自由主义者主张采用能让公共卫生当局重现患者手机与其
他人的手机之间距离的蓝牙技术，而非能让那些机构精确定
位用户实际位置的 GPS 技术。

　　无论如何，新技术和接触者追踪机制表明，公民自由和

公共健康的融合实际上可能只是暂时的现象，两者能够相容是由于追踪和监测技术的局限性以及艾滋病等特定疾病的致病机理。在新冠时代，一种新的隔离主义已然现身。

后 记

病毒的抗议

在 2020 年 5 月底和 6 月，当美国因新冠全面停转两个月139后试图重新开放时，全国范围的抗议活动爆发了。一位名叫乔治·弗洛伊德（George Floyd）的非裔美国人死在了明尼阿波利斯警察的手中，这引发了铺天盖地的异议和愤怒——至少在 1968 年的大规模抗议之后再未见过。

抗议者想要终结在过去几个世纪里被流行病法揭示出来的这些不平等。从最早 17 世纪移民者的殖民隔离，到 18 世纪末和 19 世纪的黄热病政策，得克萨斯州和加利福尼亚州的边境检查，再到 2020 年春季及其之后的病毒，美国对流行病140的法律应对针对的都是穷人、移民和非白人。美国在应对传染病方面的过往充满了歧视和威权主义。每一种新的传染病都有加剧现存不平等的风险。

但在另一方面，流行病一再为深入了解美国法律秩序中不平等和不公正的基本结构提供了重要的视角。正如 19 世纪的卫生法学表明的那样，人们可以利用灾难这样的契机看到无法忍受的社会条件，并对其进行改革。进步主义卫生学家将传染病的风险转化成了帮助穷人的机会。公共卫生有时能将富人和穷人、白人和黑人、公民和移民的利益协调统一，而精明的政治领导人深得其法。疾病专家找到了将公民自由和集体福利联系起来的方法。

[141] 美国有两种历史：一种丑陋险恶，而另一种有吸引力得多。在未来的几个月和几年里，美国人将拥有在两者之间做出选择的权力。让我们做出正确的选择。

注　释

导　言

1　Karl Marx（卡尔·马克思），"The Eighteenth Brumaire of Louis Napoleon,"（《路易·波拿巴的雾月十八日》）in Karl Marx and Friedrich Engels, *Collected Works* 103 (1979).

2　Ernst Freund（恩斯特·弗罗因德），*The Police Power: Public Policy and Constitutional Rights*（《警察权：公共政策与宪法权利》）3 (1904).

3　Bryn Garner ed.（布莱恩·加纳编），*Black's Law Dictionary*（《布莱克法律词典》），11th ed. (2019).

4　*Hamilton vs. Kentucky Distilleries & Warehouse Co.*, 251 U.S. 146, 156 (1919).

5　Richard A. Primus（理查德·A. 普里莫斯），"The Limites of Enumeration,"（《统计的局限性》）124 *Yale Law Journal*（《耶鲁法律杂志》）576 (2014).

6　Peter Baldwin（彼得·鲍德温），*Contagion and the State in Europe, 1830-1930*（《欧洲的传染病与国家，1830—1930》）(2009).

7　Alfred Crosby（艾尔弗雷德·克罗斯比）, "Virgin Soil Epidemics as a Factor in the Aboriginal Depopulation in America," (《处女地的流行病作为美洲原住民人口减少的一个因素》) 33 *William & Mary Quarterly* (《威廉与玛丽季刊》) 289, 293 (1976); Russell Thornton（罗素·桑顿）, *American Indian Holocaust and Survival* (《美国印第安人的大屠杀与生存》) 22–25 (1987).

8　Edwin H. Ackerknecht（埃德温·H. 阿克内西）, "Anticontagionism between 1821 and 1867," (《1821 年至 1867 年的反传染病主义》) 22 *Bulletin of the History of Medicine* (《医学史公报》) 562 (1948).

第一章　卫生主义国家

1　Elizabeth A. Fenn（伊丽莎白·A. 芬恩）, *Pox Americana: The Great Smallpox Epidemic of 1775–82* (《美国天花：1775—1782 年天花大流行》) (2001).

2　Jim Downs（吉姆·唐斯）, *Sick from Freedom: African-American Illness and Suffering during the Civil War and Reconstruction* (《病从自由来：内战和重建时期非裔美国人的疾病和苦难》) (2012).

3　David Patterson（大卫·帕特森）."Yellow Fever Epidemics and Mortality in the United States, 1693–1905," (《美国的黄热病流行和死亡率，1693—1905》) 34 *Social Science & Medicine* (《社会科学和医学》) 855 (1992).

4　Kathryn Olivarius（凯瑟琳·奥利瓦柳斯）, "Immunity, Capital, and Power in Antebellum New Orleans," (《内战前新奥尔良的免疫、资本与权力》) 124 *American Historical Review* (《美国历史评论》) 425 (2019).

5　Charles E. Rosenberg（查尔斯·E. 罗森伯格）, *The Cholera Years: The United States in 1832, 1849, and 1866*（《霍乱年代：1832 年、1849 年和 1866 年的美国》）(1962).

6　John Locke（约 翰·洛 克）, "Fundamental Constitutions of Carolina (1669)," （《卡罗来纳州基本宪法［1669］》）in *John Locke: Political Essays*（《约翰·洛克政治论文集》）, edited by Mark Goldie 160–61 (1997).

7　例如, *Laws of the Commonwealth of Pennsylvania, from the Fourteenth Day of October, One Thousand Seven Hundred*（自 1700 年 10 月 14 日起生效的宾夕法尼亚州联邦法律）, 5:274 (1812)。

8　*Acts and Laws of His Majesty's English Colony of Connecticut*（《英国国王陛下康涅狄格殖民地的法案和法律》）225 (1750).

9　"An Act to Prevent the Bringing in and Spreading of Infectious Distempers in This State, Passed 4th May, 1784," （《防止传染病在本州传入和传播的法案》, 1784 年 5 月 4 日通过）in *Laws and Ordinances Ordained and Established by the Mayor, Aldermen and Commonalty of the City of New-York, in Common Council Convened*（《纽约市市长、市议员和平民在召开的市议会上颁布和制定的法律和条例》）76 (1793).

10　"An Act to Provide against Infectious and Pestilential Diseases (1801)," （《预防传染病和瘟疫法［1801］》）in *Laws of the State of New York*（《纽约州法律》）1:367 (1802).

11　An Act for Establishing an Health-Office（《建立卫生办公室法》）, 1793 Pa. Laws 553.

12　George Washington（乔治·华盛顿）, *The Ordinances of the City of Philadelphia. To Which Are Prefixed, the Act of Incorporation, and the Several Supplements Thereto*（《费城法令。后附成立法案及其

若干补充条款》）21 (1798).

13　An Act, to Amend an Act, Instituted, an Act Reducing into One the Several Acts to Oblige Vessels Coming from Foreign Parts to Perform Quarantine（《一项法案，旨在修订一项法案，该法案将来自国外的船只有义务进行检疫的几项法案合并为一项法案》），1803 Va. Acts 350.

14　On the Imprisonment of Persons Arrested on Civil Process（《关于因民事诉讼程序被捕者的监禁问题》），1836 Miss. Laws 1082.

15　Of the Preservation of the Public Health, Quarantine, Nuisance, and Offensive Trades（《关于维护公共卫生、检疫、妨害和攻击性行业》），1837 Mich. Pub. Acts 163.

16　Louise Carroll Wade（路易斯·卡罗尔·韦德），*Chicago's Pride: The Stockyards, Packingtown, and Environs in the Nineteenth Century*（《芝加哥的骄傲：19世纪的畜牧场、帕金镇和周边地区》）140–41 (1987).

17　Lemuel Shattuck et al.（莱缪尔·沙特克等），*Report of the Sanitary Commission of Massachusetts 1850*（《马萨诸塞州卫生委员会1850年报告》）(1948).

18　George Rosen et al.（乔治·罗森等），"The Metropolitan Board of Health—One Hundred Years Later,"（《大都会卫生委员会——百年之后》）56 *American Journal of Public Health*（《美国公共卫生杂志》）699 (1966).

19　*Laws of the State of New York relating to the Metropolitan Board of Health and to the Metropolitan Board of Excise, Passed in 1866 & 1867*（《纽约州关于大都会卫生委员会和大都会消费税委员会的法律，1866年和1867年通过》）18 (1867).

20　Hendrik Hartog（亨德里克·哈托格）, "Pigs and Positivism,"
（《猪与实证主义》）1985 *Wisconsin Law Review*（《威斯康星
法律评论》）899, 922–24 (1985)；以及 Hendrik Hartog, *Public
Property and Private Power: The Corporation of the City of New
York in American Law, 1730–1870*（《公共财产与私人权力：
1730—1870 年美国法律中的纽约市公司》）150–51 (1983)。

21　例如，*Gow v. Gans S.S. Line*, 174 F. 215 (2d Cir. 1909)。

22　*Dubois v. City Council of Augusta*, 1 Dudley 30 (Ga. 1831)；以及
William J. Novak（威廉·J. 诺瓦克）, *The People's Welfare: Law
and Regulation in Nineteenth-Century America*（《人民的福利：19
世纪美国的法律与法规》）209 (1996)。

23　*Stiles v. Jones*, 3 Yeates 491 (Pa. 1803).

24　*State v. Smith*, 10 N.C. 378, 380 (1824).

25　*Gibbons v. Ogden*, 22 U.S. 1, 79 (1824).

26　*Commonwealth v. Alger*, 61 Mass. 53, 86 (1851) (Shaw, C.J.).

27　*Milne v. Davidson*, 5 Mart. (n.s.) 409, 414 (1827).

28　*Ferguson v. City of Selma*, 43 Ala. 398, 399 (1869).

29　*Brick Presbyterian Church v. Mayor of New York*, 5 Cow 538 (N.Y.
Sup. Ct. 1826).

30　Novak, *The People's Welfare*.

31　*Coates v. Mayor of New York*, 7 Cow 585 (N.Y. Sup. Ct. 1827).

32　*Van Wormer v. Mayor of Albany*, 15 Wend. 262 (N.Y. 1836).

33　*Metropolitan Board of Health v. Heister*, 37 N.Y. 661, 670 (1868).

34　John S. Billings（约翰·S. 比林斯）, "Jurisprudence of Hygiene,"
（《卫生法学》）in *A Treatise on Hygiene and Public Health*（《卫
生与公共健康论》）34 (1879).

35 George Edward Male（乔治·爱德华·梅尔）, *An Epitome of Juridical or Forensic Medicine for the Use of Medical Men, Coroners, and Barristers*（《供医务人员、验尸官和大律师使用的法学或法医学大全》）(1816; repr., 1819).

36 Stephen West Williams（斯蒂芬·韦斯特·威廉姆斯）, *A Catechism of Medical Jurisprudence*（《医学法学教义》）(1835).

37 Samuel Farr （萨缪尔·法尔）, *Elements of Medical Jurisprudence*（《医学法学的要素》）(1819).

38 Farr, *Elements of Medical Jurisprudence* 78.

39 Shattuck et al., *Report of the Sanitary Commission of Massachusetts 1850*.

40 Billings, "Jurisprudence of Hygiene," 34.

41 Peter Baldwin, *Contagion and the State in Europe, 1830-1930* 26 (2009).

42 John H. Griscom（约翰·H. 格里斯科姆）, *The Sanitary Condition of the Laboring Population of New York*（《纽约劳动人口的卫生状况》）(1845).

43 John Duffy（约翰·达菲）, *The Sanitarians*《卫生专家》178 (1990).

44 Duffy, *Sanitarians*, 208.

45 Marjorie N. Field（马乔里·N. 菲尔德）, *Lillian Wald: A Biography*（《莉莲·沃尔德传》）(2009).

46 Nancy Tomes（南希·托梅斯）, *The Gospel of Germs*（《病菌的福音》）267 (1998).

47 Florence Kelley（弗洛伦斯·凯利）, *Some Ethical Gains through Legislation*（《立法带来的一些道德收益》）230 (1905); Kathryn Kish Sklar（凯瑟琳·基什·斯克拉尔）, *Florence Kelley and the Nation's Work*（《弗洛伦斯·凯利与国家工作》）266 (1995); Felice Batlan（费利斯·巴特兰）, "Notes from the Margins:

Florence Kelley and the Making of Sociological Jurisprudence," (《来自边缘的笔记：弗洛伦斯·凯利与社会学法理学的形成》) in Daniel W. Hamilton et al., eds. (丹尼尔·W. 汉密尔顿等编), *Transformations in American Legal History: Essays in Honor of Professor Morton J. Horwitz* (《美国法律史上的变革：纪念莫顿·J. 霍维茨教授论文集》) 239 (2010).

48　Upton Sinclair (厄普顿·辛克莱), *Damaged Goods* (《残次品》) 158 (1913).

49　Edwin Chadwick (埃德温·查德威克), *Report on the Sanitary Condition of the Labouring Population of Great Britain* (《英国劳动人口卫生状况调查报告》) (1842).

50　Samuel E. Finer (塞缪尔·E. 菲纳), *The Life and Times of Sir Edwin Chadwick* (《埃德温·查德威克爵士的生平与时代》) 187(1952).

51　Chadwick, *Report on the Sanitary Condition*.

52　Jill Elaine Hasday (吉尔·伊莱恩·哈斯代), *Family Law Reimagined* (《重塑家庭法》) 125–26 (2014).

53　Naomi Rogers (娜奥米·罗杰斯), *Dirt and Disease: Polio Before FDR* (《污垢与疾病：罗斯福时代之前的脊髓灰质炎》) 50 (1992).

54　Robert H. Wiebe (罗伯特·H. 维伯), *The Search for Order, 1877–1920* (《追寻秩序，1877—1920》) (1967)，对 19 世纪美国 "岛屿社区" (island community) 的描述。

第二章　美国的隔离主义

1　Rana A. Hogarth (拉纳·A. 霍加斯), *Medicalizing Blackness:*

Making Racial Difference in the Atlantic World, 1780–1840 (《医治黑人：在大西洋世界制造种族差异，1780—1840》) 30–33 (2017); Mathew Carey (马修·凯瑞), *A Short Account of the Malignant Fever, Lately Prevalent in Philadelphia: With a Statement of the Proceedings That Took Place on the Subject in Different Parts of the United States* (《最近在费城流行的恶性热病简述：附美国各地就此问题所进行的程序说明》) (1793).

2　Absalom Jones and Richard Allen (阿布萨勒姆·琼斯、理查德·艾伦), *A Narrative of the Proceedings of the Black People, during the Late Awful Calamity in Philadelphia, in the Year 1793: And a Refutation of Some Censures, Thrown upon Them in Some Late Publications* (《讲述 1793 年费城黑人在最近发生的可怕灾难中的所作所为：以及对近期一些出版物中对他们的指责的驳斥》) (1794).

3　Elizabeth C. Tandy (伊丽莎白·C.坦迪), "Quarantine and Inoculation for Smallpox in the American Colonies (1620–1775)," (《美国殖民地的天花检疫和接种（1620—1775）》) 13 *American Journal of Public Health* 203, 204 (1923).

4　Elizabeth A. Fenn (伊丽莎白·A.芬恩), "Biological Warfare in Eighteenth-Century North America: Beyond Jeffery Amherst," (《18 世纪北美的生物战：在杰弗里·阿默斯特之外》) 86 *Journal of American History* (《美国历史杂志》) 1552 (2000).

5　Kathryn Olivarius, "Immunity, Capital, and Power in Antebellum New Orleans," 124 *American Historical Review* 425 (2019).

6　"An Act for Establishing a Health Office, and to Secure the City and Port of Philadelphia from the Introduction of Pestilential and Contagious Diseases, and for Other Purposes," (《关于建立卫生办公

室，确保费城和费城港不受瘟疫和传染性疾病传入及其他目的的法案》) *Laws of the Commonwealth of Pennsylvania* (《宾夕法尼亚州联邦法律》) ch. 4483, 5 (1818).

7　Jim Downs, *Sick from Freedom: African-American Illness and Suffering during the Civil War and Reconstruction* (2012).

8　Tera Hunter (泰拉·亨特), *To 'Joy My Freedom: Southern Black Women's Lives and Labors after the Civil War* (《为了"庆祝我的自由"：南部黑人妇女的生活和内战后的劳动》) 24 (1997).

9　William J. Novak, *The People's Welfare: Law and Regulation in Nineteenth-Century America* 215 (1996).

10　Felice Batlan, "Law in the Time of Cholera: Disease, State Power, and Quarantines Past and Future," (《霍乱时期的法律：疾病、国家权力和检疫的过去与未来》) 80 *Temple Law Review* (《天普法律评论》) 53, 94 (2007).

11　Judith W. Leavitt (朱迪丝·沃尔泽·莱维特), *Typhoid Mary: Captive to the Public's Health* (《伤寒玛丽：公众健康的囚徒》) 70–95 (1996).

12　Nayan Shah (纳扬·沙阿), *Contagious Divides: Epidemics and Race in San Francisco's Chinatown* (《传染病的鸿沟：旧金山唐人街的流行病和种族问题》) 120–56 (2001).

13　William F. Deverell (威廉·F. 德弗雷尔), *Whitewashed Adobe* (《被粉饰的土坯》) 182–91 (2004).

14　Hunter, *'Joy My Freedom* 204.

15　Susan Reverby (苏珊·雷弗比), *Examining Tuskegee: The Infamous Syphilis Study and Its Legacy* (《走进塔斯基吉：臭名昭著的梅毒研究及其遗产》) 67 (2009).

16 Frank M. Snowden（弗兰克·M. 斯诺登）, *Epidemics and Society: From the Black Death to the Present*（《流行病与社会：从黑死病开始的瘟疫史》）437–39 (2019).

17 133 *Congressional Record* 38057 (1987).

18 CDC, "HIV and AIDS, United States, 1981–2000,"（《人类免疫缺陷病毒和艾滋病，美国，1981—2000》）*CDC Morbidity and Mortality Weekly Report*（《疾病预防控制中心发病率和死亡率周报》）(2001).

19 Hidetaka Hirota（广田秀孝）, *Expelling the Poor: Atlantic Seaboard States and the Nineteenth-Century Origins of American Immigration Policy*（《驱逐穷人：大西洋沿岸国家与 19 世纪美国移民政策的起源》）(2017); Gerald L. Neuman（杰拉德·L. 纽曼）, *Strangers to the Constitution*（《宪法中的异乡人》）(2000).

20 Hirota, *Expelling the Poor.*

21 Neuman, *Strangers.*

22 Gerald L. Neuman, "The Lost Century of Immigration Law (1776–1885),"（《移民法失落的世纪 (1776—1885)》）93 *Columbia Law Review*（《哥伦比亚法律评论》）1833 (1993).

23 Joan Trauner（琼·特劳纳）, "The Chinese as Medical Scapegoats in San Francisco, 1870–1905,"（《旧金山华人作为医疗替罪羊，1870—1905》）57 *California History*（《加利福尼亚历史》）70 (1978).

24 Kathryn Stephenson（凯瑟琳·斯蒂芬森）, "The Quarantine War: The Burning of the New York Marine Hospital in 1858,"（《检疫战争：1858 年纽约海洋医院被焚事件》）119 *Public Health Reports*（《公共卫生报告》）79 (2004).

25　Lucy E. Salyer（露西·E. 萨利尔）, *Laws as Harsh as Tigers*（《严酷如虎的法律》）59–61 (1995); Robert Barde and Gustavo J. Bobonis（罗伯特·巴尔德、古斯塔沃·J. 博博尼斯）, "Detention at Angel Island: First Empirical Evidence,"（《天使岛的拘留：首次经验证据》）30 *Social Science History*（《社会科学史》）103 (2006).

26　Patrick Ettinger（帕特里克·埃廷格）, "Angel Island: United States Immigration Station, Angel Island Detention Barracks, Angel Island, Calif.,"（《天使岛：美国移民站，天使岛拘留营，天使岛，加利福尼亚》）97 *Journal of American History* 135 (2010).

27　Act of May 27, 1796, ch. 31, 1 Stat. 474.

28　Act of February 25, 1799, ch. 12, 1 Stat. 619.

29　Michael Les Benedict（迈克尔·雷斯·本尼迪克特）, "Contagion and the Constitution: Quarantine Agitation from 1859 to 1866,"（《传染病与宪法：1859—1866 年的检疫骚动》）12 *Journal of the History of Medicine*（《医学史杂志》）177 (April 1970).

30　Act of February 15, 1893, ch. 114, § 9, 27 Stat. 449.

31　例如，可参见 *Congressional Record* 2177–2183 (March 22, 1882) (comments of Rep. Thomas Browne [R-IN06])。

32　26 Stat. 1084, c. 551 (March 3, 1891).

33　Daniel Okrent（丹尼尔·奥克伦特）, *The Guarded Gate*（《被守卫的大门》）284, 324 (2019).

34　Kitty Calavita（凯蒂·卡拉维塔）, *Inside the State: The Bracero Program, Immigration, and the INS*（《国境之内：布拉塞洛计划、移民和移民局》）(1992).

35　John Mckiernan-González（约翰·麦基尔南-冈萨雷斯）, *Fevered Measures: Public Health and Race at the Texas-Mexico Border, 1848-*

1942（《狂热的手段：得克萨斯—墨西哥边境的公共卫生与种族，1848—1942》）5, 247 (2012).

36　Alexandra Minna Stern（亚历山德拉·明娜·斯特恩），"Buildings, Boundaries, and Blood: Medicalization and Nation-Building on the U.S.−Mexico Border, 1910–1930,"（《建筑、边界和鲜血：1910—1930 年美墨边境的医疗化与国家建设》）79 *Hispanic American Historical Review*（《西班牙裔美国人历史评论》）41 (1999).

37　Nancy Stepan（南希·斯捷潘），"The Interplay between Socio-economic Factors and Medical Science: Yellow Fever Research, Cuba and the United States,"（《社会经济因素与医学科学之间的相互作用：古巴和美国的黄热病研究》）8 *Social Studies of Science*（《科学社会研究》）397–423 (1978).

38　Marixa Lasso（玛丽萨·拉索），*Erased: The Untold Story of the Panama Canal*（《被抹去的历史：巴拿马运河无人诉说的故事》）107–33 (2019); Alexandra Minna Stern, "The Public Health Service in the Panama Canal: A Forgotten Chapter of U.S. Public Health,"（《巴拿马运河公共卫生服务：美国公共卫生被遗忘的一章》）120 *Public Health Reports* 675, 678 (2005).

39　*DuBois v. Augusta*, 1 Dudley 30 (Ga. 1831).

40　*Mayor, Aldermen & Commonalty of City of New York v. Miln*, 36 U.S. 102, 161 (1837).

41　Tony Allan Freyer（托尼·艾伦·弗雷尔），*The Passenger Cases and the Commerce Clause*（《乘客案例和通商条款》）(2014).

42　*Smith v. Turner*, 48 U.S. 283, 400 (1849).

43　*Henderson v. Mayor of City of New York,* 92 U.S. 259 (1875).

44　Sarah H. Cleveland（萨拉·H. 克利夫兰），"Powers Inherent in

Sovereignty: Indians, Aliens, Territories, and the Nineteenth-Century Origins of Plenary Power over Foreign Affairs," (《主权中固有的权力：印第安人、外国人、领土和 19 世纪外交全权的起源》) 81 *Texas Law Review* (《得克萨斯法律评论》) 1 (2002).

45　*Chae Chan Ping v. United States*, 130 U.S. 581, 608 (1889).

46　*Jacobson v. Commonwealth of Massachusetts*, 197 U.S. 11, 25 (1905).

47　Michael Willrich（迈克尔·威尔里奇）, *Pox: An American History* (《痘病：一部美国史》) 334 (2011).

48　*Buck v. Bell*, 274 U.S. 200, 207 (1927).

49　*Jacobson*, 197 U.S. at 38; Wendy E. Parmet（温迪·E. 帕梅特）, "Rediscovering *Jacobson* in the Era of COVID-19," (《在新冠时代重新发现雅各布森案》) 100 *Boston University Law Review* (《波士顿大学法律评论》) (forthcoming July 2020).

第三章　流行病中的公民自由？

1　Jesse Leavenworth（杰西·莱文沃思）, "Rhode Island National Guard Sets Up Checkpoints," (《罗得岛州国民警卫队设立检查站》) *Hartford Courant* (《哈特福德新闻》), April 2, 2020.

2　Andrew Solender（安德鲁·索兰德）, "Coronavirus Has Boosted Unpopular Governors," (《冠状病毒使不受欢迎的州长们人气高涨》) *Forbes* (《福布斯杂志》), May 7, 2020.

3　Eli Sherman and Ted Nesi（伊莱·谢尔曼、泰德·内西）, "Cuomo Threatens to Sue Raimondo," (《科莫威胁将起诉雷蒙多》) *WPRI* [Providence, R.I.], March 28, 2020.

4　"ACLU of Rhode Island Responds," (《罗得岛美国公民自由联盟做

出回应》) March 29, 2020, at https://www.aclu.org/press-releases/aclu-rhode-island-responds-governors-latest-order-against-out-state-drivers.

5   Katherine Gregg（凯瑟琳·格雷格）, "R.I. Conservative Group... May Sue over Coronavirus Shutdown,"（《罗得岛州保守派团体……可能就新冠封控提起诉讼》）*Providence Journal*（《普罗维登斯日报》）, May 13, 2020.

6   Gregg, "R.I. Conservative Group."

7   Rossiter Johnson and John Howard Brown（罗西特·约翰逊、约翰·霍华德·布朗）, *The Twentieth Century Biographical Dictionary of Notable Americans*（《20 世纪美国名人传记辞典》）360 (1904); Second Circuit Historical Committee（第二巡回法院历史委员会）, *The United States Attorney for the Southern District of New York: The First 100 Years (1789–1889)*（《纽约南区联邦检察官：前 100 年（1789—1889）》）80–81, 88–89 (1987).

8   George Bliss Jr.（小乔治·布利斯）, "Office of the Attorney, Metropolitan Board of Health, November 20, 1866,"（"大都会卫生委员会律师办公室, 1866 年 11 月 20 日"）in *Annual Report of the Metropolitan Board of Health*（《大都会卫生委员会年度报告》）675 (1866).

9   Bliss, "Office of the Attorney" 678.

10   George Bliss Jr., "Office of Council, Metropolitan Board of Health, December 24, 1867,"（"大都会卫生局理事会办公室，1867 年 12 月 24 日"）in *Annual Report of the Metropolitan Board of Health* 443 (1867).

11   *People v. Roff*, 3 Park. Crim. 216, 233 (N.Y. 1856).

12　*Commissioners of Salisbury v. Powe*, 51 N.S. (6 Jones) 134, 136–37 (1858).

13　*Markham v. Brown*, 37 Ga. 277 (1867).

14　*Pinkham v. Dorothy*, 55 Me. 135 (1867).

15　*Sumner v. Philadelphia*, 6 Am. Law T. Rep. 476 (C.C.E.D. Pa. 1873).

16　*Health Department of City of New York v. Dassori*, 47 N.Y.S. 641 (App. Div., 1st Dept. 1897), app. dismissed by *Health Department of City of New York v. Dassori*, 159 N.Y. 245 (1899).

17　*Health Dept of City of New York v. Knoll*, 70 N.Y. 530 (1877)

18　*State v. Burdge*, 70 N.W. 347 (Wis. 1897).

19　*Potts v. Breen*, 167 Ill. 67 (1897); *Mathews v. Kalamazoo Board of Education*, 86 N.W. 1036, 1037 (Mich. 1901); *Osborn v. Russell*, 64 Kans. 507 (1902).

20　*State ex rel. Freeman v. Zimmerman*, 86 Minn. 353, 356 (1902).

21　*Mathews*, 86 N.W. at 1037.

22　*Blue v. Beach*, 56 N.E. 89, 93 (Ind. 1900).

23　*Wong Wai v. Williamson*, 103 F. 1 (C.C.N.D. Calif. 1900).

24　*Jew Ho v. Williamson*, 103 F. 10 (1900).

25　Judith Walzer Leavitt, *The Healthiest City*（《最健康的城市》）(1982; repr., 1996).

26　Robert D. Johnston（罗伯特·D. 约翰斯顿）, *The Radical Middle Class*（《激进的中产阶级》）(2003).

27　Michael Willrich, *Pox: An American History* 278–80 (2011).

28　*Williams v. Wheeler*, 138 Pac. Rep. 937 (1913).

29　Frederick Douglass to Professor J. Dobson（弗雷德里克·道格拉斯致 J. 多布森教授）, December 25, 1882, in *Testimonies concerning*

Vaccination and Its Enforcement (《关于疫苗接种及其实施的证词》) 31 (1892).

30　Malcolm X (马尔科姆·X), *The Autobiography of Malcolm X, as Told to Alex Haley* (《马尔科姆·X自传，由亚历克斯·海利讲述》) 193 (1964; repr., 1992); Robert D. Johnston, *The Radical Middle Class* 182 (2003).

31　John Duffy, *The Sanitarians* 99 (1990).

32　Charles E. Rosenberg, *The Cholera Years: The United States in 1832, 1849, and 1866* 208 (1962).

33　Alfred W. Crosby (阿尔弗雷德·W. 克罗斯比), *America's Forgotten Pandemic* (《美国被遗忘的传染病》) 105 (1989).

34　*Gibbons v. Ogden*, 22 U.S. 1, 203 (1824).

35　John Billings, "Jurisprudence of Hygiene," in *A. H. Buck's Treatise on Public Health* (《A. H. 巴克的公共卫生论》) (1879)，引自 William J. Novak, *The People's Welfare: Law and Regulation in Nineteenth-Century America* 195 (1996)。

36　*Metropolitan Board of Health v. Heister*, 37 N.Y. 661, 670 (1868).

37　*Jacobson*, 197 U.S. at 26.

第四章　新卫生主义 / 新隔离主义

1　American Civil Liberties Union and Yale Global Health Justice Partnership (美国公民自由联盟与耶鲁大学全球健康正义共享计划), "Fear, Politics, and Ebola: How Quarantines Hurt the Fight against Ebola and Violate the Constitution" (《恐惧、政治与埃博拉：隔离如何阻碍抗击埃博拉并违反宪法》) (2015), https://www.aclu.

org/sites/default/files/field_document/aclu−ebolareport.pdf.

2　Kaci Hickox（凯茜·希科克斯），"Caught between Civil Liberties and Public Safety Fears: Personal Reflections from a Healthcare Provider Treating Ebola,"（《夹在公民自由和公共安全恐惧之间：一名治疗埃博拉的医疗工作者的个人思考》）11 *Journal of Health & Biomedical Law*（《健康与生物医学法杂志》）9, 13 (2015).

3　Robert Gatter（罗伯特·加特），"Quarantine Controversy: Kaci Hickox v. Governor Chris Christie,"（《检疫争议：凯茜·希科克斯诉州长克里斯·克里斯蒂案》）43 *Hastings Center Report*（《黑斯廷斯中心报告》）7 (2016).

4　Jolie Kaner and Sarah Schaack（乔莉·卡纳、莎拉·沙克），"Understanding Ebola: The 2014 Epidemic,"（《了解埃博拉：2014年的流行病》）12 *Globalization and Health*（《全球化与健康》）53 (2016).

5　Brad Spellberg and Bonnie Taylor-Blake（布拉德·斯佩尔伯格、邦妮·泰勒－布莱克），"On the Exoneration of Dr. William H. Stewart: Debunking an Urban Legend,"（《关于威廉·H. 斯图尔特博士的无罪释放：揭穿一个都市传说》）2 *Infectious Diseases of Poverty*（《贫困的传染病》）3 (2013).

6　Centers for Disease Control and Prevention, "History of Smallpox,"（《天花的历史》）August 30, 2016, https://www.cdc.gov/smallpox/history/history.html.

7　Centers for Disease Control and Prevention, "Vaccinia (Smallpox) Vaccine Recommendations of the Immunization Practices Advisory Committee (ACIP),"（《免疫实践咨询委员会（ACIP）的牛痘（天花）疫苗建议》）40 *CDC Morbidity and Mortality Weekly Report* 1 (1991);

Frank M. Snowden, *Epidemics and Society: From the Black Death to the Present* 109 (2019).

8   Aran Ron and David E. Rogers（阿兰·罗恩、大卫·E. 罗杰斯），"AIDS in the United States: Patient Care and Politics,"（《美国的艾滋病：患者护理和政治》）118 *Daedalus*（《代达罗斯》）41 (1989).

9   J. Chin (J. 秦), "Global Estimates of HIV Infections and AIDS Cases: 1991,"（"全球艾滋病毒感染和艾滋病病例估计数：1991 年"）5 *AIDS* 2:S57−61 (1991); James W. Curran and Harold W. Jaffe（詹姆斯·W. 柯伦、哈罗德·W. 贾菲），"AIDS: The Early Years and CDC's Response,"（《艾滋病：其早期状况和疾病预防控制中心的应对措施》）60 *CDC Morbidity and Mortality Weekly Report* 4 (2011).

10 Steven Epstein（史蒂文·爱泼斯坦），*Impure Science: AIDS Activism and the Politics of Knowledge*（《不洁的科学：艾滋病行动主义和知识的政治》）(1998).

11 Hans Johnson and William Eskridge（汉斯·约翰逊、威廉·埃斯克里奇），"The Legacy of Falwell's Bully Pulpit,"（《福尔韦尔的名望讲坛的遗产》）*Washington Post*（《华盛顿邮报》），May 19, 2007.

12 Lawrence O. Gostin（劳伦斯·O. 戈斯汀），"A Tribute to Jonathan Mann: Health and Human Rights in the AIDS Pandemic,"（《向乔纳森·曼致敬：艾滋病大流行中的健康与人权问题》）26 *Journal of Law, Medicine & Ethics*（《法律、医学和伦理学杂志》）256 (1998).

13 Philip J. Hilts（菲利普·J. 希尔茨），"Jonathan Mann, AIDS Pioneer, Is Dead at 51,"（《艾滋病先驱乔纳森·曼去世，享年 51 岁》）*New York Times*（《纽约时报》），September 4, 1998.

14　Hilts, "Jonathan Mann."

15　Jonathan Mann et al., eds. (乔 纳 森·曼 等 编), *Health and Human Rights: A Reader* (《健康与人权读本》) (1999).

16　Geoff Watts (杰夫·沃茨), "Lawrence Gostin: Legal Activist in the Cause of Global Health," (《劳伦斯·戈斯汀：全球健康事业的法律活动家》) 386 *Lancet* (《柳叶刀》) 2133 (2015).

17　Lawrence O. Gostin, *Public Health Law: Power, Duty, Restraint* (《公共卫生法：权力、义务、约束》) xxv (2008).

18　Lawrence O. Gostin, *AIDS Pandemic: Complacency, Injustice, and Unfulfilled Expectations* (《艾滋病大流行：自满、不公正和未实现的期望》) 43 (2004).

19　Lawrence O. Gostin, "Securing Health or Just Health Care? The Effect of the Health Care System on the Health of America," (《保障健康还是仅仅保障医疗？医疗保健系统对美国健康的影响》) 39 *Saint Louis University Law Journal* (《圣路易斯大学法律杂志》) 7, 10 (1994).

20　Gostin, *AIDS Pandemic* 12.

21　Gostin, *AIDS Pandemic* 81

22　Gostin, *AIDS Pandemic* 64.

23　Gostin, *AIDS Pandemic* 67.

24　Turning Point Public Health Statute Modernization Collaborative (转折点公共卫生法规现代化合作组织), "Turning Point Model State Public Health Act: A Tool for Assessing Public Health Laws," (《转折点示范州公共卫生法：评估公共卫生法的工具》) September 16, 2003, http://www.publichealthlaw.net/ModelLaws/index.php.

25　Center for Law and the Public's Health (法律与公众健康中心),

"The Turning Point Model State Public Health Act State Legislative Update Table," (《转折点示范州公共卫生法州立法更新表》) August 15, 2007, http://www.publichealthlaw.net/Resources/ResourcesPDFs/MSPHA%20LegisTrack.pdf.

26 Wendy Parmet (温迪·帕梅特), "Book Review," (《书评》) 12 *American Journal of Law & Medicine* (《美国法律与医学杂志》) 503 (1986).

27 Wendy Parmet, "Book Review: *Public Health Law: Power, Duty, Restraint*, by Lawrence O. Gostin," (《书评:〈公共卫生法:权力、义务、约束〉,劳伦斯·O. 戈斯汀著》) 24 *Journal of Public Health Policy* (《公共卫生政策杂志》) 460, 465 (2003).

28 Wendy Parmet, "AIDS and Quarantine: The Revival of an Archaic Doctrine," (《艾滋病与隔离:古老理论的复兴》) 14 *Hofstra Law Review* (《霍夫斯特拉法律评论》) 53, 83 (1985).

29 U.S. Department of Health and Human Services (美国卫生与公众服务部), *HHS Pandemic Influenza Plan* (《美国卫生与公众服务部流感大流行计划》) S8−6, S8−9 (2005), https://www.cdc.gov/flu/pdf/professionals/hhspandemicinfluenzaplan.pdf;也可见 Nan D. Hunter (南·D. 亨特), *The Law of Emergencies: Public Health and Disaster Management* (《紧急情况法:公共卫生与灾害管理》) 160 (2009)。

30 Brian Palmer (布莱恩·帕尔默), "Jonas Salk: Good at Virology, Bad at Economics," (《乔纳斯·索尔克:擅长病毒学,不懂经济学》) *Slate*, April 13, 2014.

31 Jane E. Smith (简·E. 史密斯), *Patenting the Sun: Polio and the Salk Vaccine* (《为太阳申请专利:脊髓灰质炎和索尔克疫苗》) 338 (1990).

32　Eric Lax（艾瑞克·拉克斯）, *The Mold in Dr. Florey's Coat: The Story of the Penicillin Miracle*（《弗洛里医生外套里的霉菌：青霉素奇迹的故事》）162–76 (2004).

33　Amy Kapczynski et al.（艾米·卡普琴斯基等）, "Addressing Global Health Inequities: An Open Licensing Approach for University Innovations,"（《解决全球卫生不公平问题：大学创新的开放式许可方法》）20 *Berkeley Technology Law Journal*（《伯克利科技法律杂志》）1031 (2005).

34　Rebecca Eisenberg and Michael Heller（丽贝卡·艾森伯格、迈克尔·海勒）, "Can Patents Deter Innovation? The Anticommons in Biomedical Research,"（《专利会阻碍创新吗？生物医学研究中的反公有制》）280 *Science*（《科学》）698, 698–701 (1998).

35　David France（大卫·弗朗西）, *How to Survive a Plague: The Inside Story of How Citizens and Science Tamed AIDS*（《如何在瘟疫中生存：公民与科学驯服艾滋病的内幕故事》）175 (2016).

36　France, *How to Survive a Plague* 297.

37　France, *How to Survive a Plague* 375.

38　France, *How to Survive a Plague* 341.

39　Lawrence O. Gostin, Scott Burris, and Zita Lazzarini（劳伦斯·O. 戈斯汀、斯科特·伯里斯、齐塔·拉扎里尼）, "The Law and the Public's Health: A Study of Infectious Disease Law in the United States,"（《法律与公众健康：美国传染病法研究》）99 *Columbia Law Review* 59 (1999).

40　Elizabeth Weeks Leonard（《伊丽莎白·韦克斯·伦纳德》）, "Book Review: Lawrence O. Gostin, *Public Health Law: Power, Duty, Restraint*," 9 *Houston Journal of Health Law & Policy*（《休斯

顿卫生法律与政策杂志》）181, 188 (2009)；以及 Parmet, "Book Review: *Public Health Law*" 465。

第五章　戴上口罩面对过去

1　David Schleicher（戴维·施莱克尔）(@ProfSchleich), Twitter, March 27, 2020, https://twitter.com/ProfSchleich/status/1243535584796295168.

2　Polly Price（波莉·普莱斯）, "A Coronavirus Quarantine in America Could Be a Giant Legal Mess,"（《在美国冠状病毒隔离可能带来巨大的法律纠纷》）*Atlantic*（《大西洋月刊》）, February 16, 2020.

3　Zolan Kanno-Youngs and Maggie Haberman（佐兰·卡诺-扬斯、玛吉·哈伯曼）, "Trump Administration Moves to Solidify Restrictive Immigration Policies,"（《特朗普政府采取行动巩固限制性移民政策》）*New York Times*, June 12, 2020.

4　Jimmy Vielkind（吉米·维尔金德）, "New Law Expands Cuomo's Power during Coronavirus Outbreak,"（《新法律扩大了科莫在冠状病毒暴发期间的权力》）*Wall Street Journal*（《华尔街日报》）, March 3, 2020.

5　N.Y. Executive Order No. 202（《纽约州 202 号行政令》）(March 7, 2020).

6　Calif. Executive Order N-33-20 (March 4, 2020); Calif. Executive Order N-32-20 (March 18, 2020); Calif. Executive Order N-28-20 (March 16, 2020).

7　Rick Rojas（里克·罗哈斯）, "Trump Criticizes Georgia Governor for Decision to Reopen State,"（《特朗普批评佐治亚州州长重新开放该州的决定》）*New York Times*, April 22, 2020.

8　Polly Price, "Do State Lines Make Public Health Emergencies Worse? Federal versus State Control of Quarantine," (《州界会使公共卫生突发事件恶化吗？联邦与州的检疫控制》) 67 *Emory Law Journal* (《埃默里法律杂志》) 491 (2017)；以及 Polly Price, "Sovereignty, Citizenship, and Public Health in the United States," (《美国的主权、公民权和公共卫生》) 17 *N.Y.U. Journal of Legislation & Public Policy* (《纽约大学立法与公共政策杂志》) 919 (2014)。

9　Edwin Maxey（埃德温·马克西）, "Federal Quarantine Laws," (《联邦检疫法》) 43 *American Law Review* (《美国法律评论》) 382 (1909).

10　*United States v. Lopez*, 514 U.S. 549 (1995).

11　*National Federation of Independent Business (NFIB) v. Sebelius*, 567 U.S. 519 (2012).

12　John Fabian Witt（约翰·费边·威特）, "The Secret History of the Chief Justice's Obamacare Decision," (《首席大法官关于奥巴马医改决定的秘密历史》) in Nathaniel Persily, Gillian Metzger, and Trevor Morrison, eds., The Health Care Case: *The Supreme Court's Decision and Its Implications* (《医疗保健案：最高法院的裁决及其影响》) 215–24 (2013).

13　Arjun K. Jaikumar（阿尔琼·K. 杰库马尔）, "Red Flags in Federal Quarantine: The Questionable Constitutionality of Federal Quarantine after *NFIB v. Sebelius*," (《联邦检疫中的红旗警告：在全美独立企业联盟诉西贝柳斯案后，联邦检疫的合宪性受到质疑》) 114 *Columbia Law Review* 677 (2014).

14　截至 2020 年 6 月底，亨顿·安德鲁斯·库斯（Hunton Andrews Kurth）律师事务所处理了近 260 起质疑企业关闭令的诉讼。截至 6 月底，亨顿律师事务所共受理了 3000 多起由新冠引起的诉讼。见 https://www.huntonak.com/en/covid-19-tracker.html。

15　Ryan Tarinelli (瑞安·塔里内利)，"Cuomo Softens COVID-19 Anti-Gathering Rule amid NYCLU Lawsuit," (《科莫在纽约公民自由联盟的诉讼中放宽了新冠反聚集规定》) *New York Law Journal* (《纽约法律杂志》)，May 23, 2020.

16　*Wisconsin Legislature v. Palm*, 2020 Wis. 42 (2020).

17　Statement of Interest on Behalf of the United States (代表美国提交的利益声明)，*Signature Sothbeys International Realty, Inc. v. Whitmer*, no. 1:20-cv-00360-PLMPJG (W.D. Mich. 2020).

18　*South Bay United Pentecostal Church v. Gavin Newsom*, no. 20-55533, 2020 WL 2687079 (9th Cir. 2020), app. denied 2020 WL 2813056.

19　*Burwell v. Hobby Lobby Stores, Inc.*, 573 U.S. 682 (2014).

20　*Masterpiece Cakeshop, Ltd. v. Colorado Civil Rights Commission*, 138 S. Ct. 1719 (2018).

21　Ryan Martins (瑞安·马丁斯)，Shannon Price (香农·普莱斯)，and John Fabian Witt, "Contract's Revenge: The Waiver Society and the Death of Tort," (《契约的复仇：弃权社会与侵权之死》) 41 *Cardozo Law Review* (《卡多佐法律评论》) 1265 (April 2020).

22　Frank M. Snowden, *Epidemics and Society: From the Black Death to the Present* 7 (2019).

23　Danielle Kaeble and Mary Cowhig (丹妮尔·凯布尔、玛丽·考希格)，"Correctional Populations in the United States, 2016," ("2016 年美国的惩教人口") *Bureau of Justice Statistics* (司法统计局) (2018), https://www.bjs.gov/index.cfm?ty=pbdetail&iid=6226.

24　World Prison Brief（世界监狱简报）, "United Kingdom: England and Wales,"（"英国：英格兰和威尔士"）*Prison Studies*（《监狱研究》）(2018), https://www.prisonstudies.org/country/united-kingdom-england-wales.

25　World Prison Brief, "China,"（"中国"）*Prison Studies* (2016), https://www.prisonstudies.org/country/china.

26　Ashley Nellis（阿什利·内利斯）, "The Color of Justice: Racial and Ethnic Disparity in State Prisons,"（《正义的颜色：州立监狱中的种族和民族差异》）in *The Sentencing Project*（《量刑项目》）, June 14, 2016, https://www.sentencingproject.org/publications/color-of-justice-racial-and-ethnic-disparity-in-state-prisons/.

27　*Bell v. Wolfish*, 441 U.S. 520 (1979); *Rhodes v. Chapman*, 452 U.S. 337 (1981); Jacques Steinberg（雅克·斯坦伯格）, "Doubling Up in Prison Cells Saves Money but Stirs Inmate Anger,"（《双人牢房节省了经费，却激起囚犯的愤怒》）*New York Times*, July 8, 1995, 21; Judith Resnik（朱迪丝·雷斯尼克）, "Protecting Prisoners in Pandemics Is a Constitutional Must,"（《在大流行病中保护囚犯是宪法的必然要求》）*Bloomberg*（彭博新闻社）, March 30, 2020.

28　William Barr（威廉·巴尔）, "Memorandum for Director of Bureau of Prisons,"（《给监狱局局长的备忘录》）April 2, 2020.

29　Samantha Max（萨曼莎·马克斯）, "Tennessee Department of Health Attributes Spike in Coronavirus Cases to Prison Outbreak,"（《田纳西州卫生局认为冠状病毒病例激增与监狱疫情有关》）*WPLN News*, June 2, 2020；也可见 Samantha Max, "Tennessee Prison Criticized for Its COVID-19 Response,"（《田纳西州监狱因应对新冠的措施而受到批评》）*National Public Radio*（国家公共

广播电台），June 2, 2020。

30　Jenny Hamel（珍妮·哈梅尔），"Inside Marion Correctional with COVID-19: 'We Just Passed It Around,'"（《马里恩惩教所里的新冠疫情："我们只是把它传开了"》）*ideastream*（意流），May 14, 2020, https://www.ideastream.org/news/inside-marion-correctional-with-covid-19-we-just-passed-it-around.

31　比如，*Laws of the Commonwealth of Pennsylvania, from the Fourteenth Day of October, One Thousand Seven Hundred* 5:274 (1812); *Revised Statutes of Mississippi*（《密西西比州修订法规》）1082 (1836)。

32　Emily Widra and Peter Wagner（艾米丽·维德拉、彼得·瓦格纳），"While Jails Drastically Cut Populations, State Prisons Have Released Almost No One,"（《监狱大幅削减人数，州立监狱却几乎无人获释》）Prison Policy Initiative（监狱政策倡议），May 14, 2020, https://www.prisonpolicy.org/blog/2020/05/14/jails-vs-prison-update/; Kelan Lyons（凯兰·里昂斯），"How COVID-19 Is Shrinking Connecticut's Prison Population,"（《新冠如何缩减康涅狄格州的监狱人口》）*CT Mirror*（《康涅狄格之鉴》），May 1, 2020.

33　Dylan Segelbaum（迪伦·西格尔鲍姆），"Wolf Announced a Temporary Reprieve Program: Fewer Than 150 Prisoners Have Been Released,"（《沃尔夫宣布一项临时缓刑计划：获释囚犯不足 150 人》）*York Daily Record*（《约克郡每日记录》），May 8, 2020.

34　Joseph Darius Jaafari and Vicky Taylor（约瑟夫·达柳斯·贾法里、维姬·泰勒），"Inside a Pennsylvania Prison's Hunger Strike,"（《宾夕法尼亚州监狱绝食抗议内幕》）*PA Post*（《宾夕法尼亚州邮

报》), May 29, 2020.

35　Jamiles Lartey（贾迈尔斯·拉蒂）, "What COVID-19 Prison
　　Outbreaks Could Teach Us about Herd Immunity,"（《监狱新冠疫情可
　　为我们提供哪些关于群体免疫的启示》）in *The Marshall Project*
　　（《马歇尔学刊》）, June 1, 2020, https://www.themarshallproject.
　　org/2020/06/01/what-covid-19-prison-outbreaks-could-teach-
　　us-about-herd-immunity.

36　"Prison Official in Illinois Halts Malaria Research on Inmates,"（《伊
　　利诺伊州监狱官员停止对囚犯进行疟疾研究》）*New York Times*,
　　April 28, 1974.

37　*United States v. Park*, no. 16-CR-473 (RA), 2020 WL 1970603
　　(S.D.N.Y. April 24, 2020); *United States v. Scparta*, no. 18-CR-578
　　(AJN), 2020 WL 1910481, at *1 (S.D.N.Y. April 20, 2020).

38　*Wilson v. Williams*, no. 4:20-cv-00794-JG (N.D. Oh. April 22,
　　2020).

39　*Livas v. Myers*, no. 2:20-CV-00422, 2020 WL 1939583 (W.D. La.
　　April 22, 2020).

40　*In Re Petition of the Pennsylvania Prison Society, et al.*（《关于宾
　　夕法尼亚州监狱协会等方的请愿书》）, no. 70-MM-2020 (M.D.
　　Penn. April 3, 2020).

41　The COVID Tracking Project（新冠追踪计划）, "The COVID Racial
　　Data Tracker,"（《新冠种族数据跟踪系统》）*Atlantic*, https://
　　covidtracking.com/race (accessed June 5, 2020).

42　Graeme Wood（格雷姆·伍德）, "What's Behind the COVID-19
　　Racial Disparity?"（《新冠种族差异背后的原因是什么？》）
　　Atlantic, May 27, 2020; Cary P. Gross et al.（凯里·P. 格罗斯

等），"Racial and Ethnic Disparities in Population Level Covid-19 Mortality," (《人口层面新冠死亡率的种族和民族差异》) *medRxiv* (《医学研究》), May 11, 2020, https://www.medrxiv.org/content/10.1101/2020.05.07.20094250v1.full.pdf.

43　Maria Givens（玛丽亚·吉文斯），"The Coronavirus Is Exacerbating Vulnerabilities Native Communities Already Face," (《冠状病毒正在加剧原住民社区业已面临的脆弱性》) *Vox*, March 25, 2020; Nicholas Kristof（尼古拉斯·克里斯托夫），"The Top U.S. Coronavirus Hot Spots Are All Indian Lands," (《美国冠状病毒热点地区均为印第安人居住地》) *New York Times*, May 30, 2020; Joshua Cheetham（约书亚·希瑟姆），"Navajo Nation: The People Battling America's Worst Coronavirus Outbreak," (《纳瓦霍部落：与美国最严重的冠状病毒疫情作斗争的人们》) *BBC News*, June 16, 2020.

44　Gregg Gonsalves and Amy Kapczynski（格雷格·冈萨尔维斯、艾米·卡普琴斯基），"The New Politics of Care," (《护理新政》) *Boston Review* (《波士顿评论》), April 27, 2020.

45　Chandra L. Ford and Collins O. Airhihenbuwa（钱德拉·L. 福特、柯林斯·O. 艾尔希恩布瓦），"Critical Race Theory, Race Equity, and Public Health," (《批判性种族理论、种族平等与公共卫生》) 100 *American Journal of Public Health* S30 (2010); Scott Burris, "Envisioning Health Disparities," (《预想健康差异》) 29 *American Journal of Law & Medicine* 151 (2003).

46　Abbe R. Gluck and Erica Turret（阿贝·R. 格鲁克、艾丽卡·图雷特），"Happy Tenth Birthday, Obamacare: This Crisis Would Be Much Worse without You," (《十岁生日快乐，奥巴马医改：如果没有

你，这场危机会更加严重》）*Health Affairs Blog*（卫生事务博客），March 23, 2020; Abbe R. Gluck and Thomas Scott-Railton（阿贝·R. 格鲁克、托马斯·斯科特－雷尔顿），"Affordable Care Act Entrenchment,"（《〈平价医疗法案〉的巩固》）108 *Georgetown Law Journal*（《乔治敦法律杂志》）495 (2020).

47　U.S. Bureau of Labor Statistics（美国劳工统计局），"Labor Force Statistics from the Current Population Survey,"（"来自当前人口调查的劳动力统计数据"）https://www.bls.gov/web/empsit/cpsee_e16.htm (accessed June 7, 2020).

48　Elizabeth Arias（伊丽莎白·阿里亚斯），"Changes in Life Expectancy by Race and Hispanic Origin in the United States, 2013–2014,"（"美国按种族和西班牙裔分列的预期寿命变化情况，2013—2014 年"）*NCHS Data Brief No. 244*, April 2016.

49　Raj Chetty et al.（拉杰·切蒂等），"The Association between Income and Life Expectancy in the United States, 2001–2014,"（"美国人口收入与预期寿命之间的关系，2001—2014 年"）315 *JAMA* 1750 (2016).

50　Anti-Defamation League（反诽谤联盟），"Reports of Anti-Asian Assaults, Harassment and Hate Crimes Rise as Coronavirus Spreads,"（《随着冠状病毒的传播，有关反亚裔袭击、骚扰和仇恨犯罪的报道增多》）*ADL Blog*（反诽谤联盟博客），May 27, 2020, https://www.adl.org/blog/reports-of-anti-asian-assaults-harassment-and-hate-crimes-rise-as-coronavirus-spreads.

51　Michael Gentithes and Harold J. Krent（迈克尔·根蒂特斯、哈罗德·J. 克伦特），"Pandemic Surveillance-The New Predictive Policing,"（《大流行病监控——新的预测性监视》）12

ConLawNOW（《今日宪法》）57 (2020).

52 Max S. Kim（马克斯·S. 金），"South Korea Is Watching Quaran-
    tined Citizens with a Smartphone App,"（《韩国利用智能手机应用
    程序监视被隔离的公民》）*MIT Technology Review*（《麻省理工
    学院科技评论》），March 6, 2020.

53 Chris Yiu（克里斯·饶），"Technology and the Response to Covid-
    19: Our Approach,"（《技术与新冠应对措施：我们的方法》）
    Tony Blair Institute for Global Change（托尼·布莱尔全球变化研
    究所），April 3, 2020.

54 Zak Doffman（扎克·多夫曼），"Forget Apple and Google: Contact-
    Tracing Apps Just Dealt Serious New Blow,"（《忘记苹果和谷歌
    吧：联系人追踪应用程序掀起新波澜》）*Forbes*, May 12, 2020.

55 Doffman, "Forget Apple and Google."

56 Daniel Kahn Gillmor（丹尼尔·卡恩·吉尔莫尔），"Principles for
    Technology-Assisted Contact-Tracing,"（《技术辅助接触式跟踪
    的原则》）April 16, 2020, https://www.aclu.org/sites/default/files/
    field_document/aclu_white_paper_-_contact_tracing_principles.pdf.

推荐阅读

Ackerknecht, Edwin H. "Anticontagionism between 1821 and 1867." 22 *Bulletin of the History of Medicine* (1948).

Baldwin, Peter. *Contagion and the State in Europe, 1830–1930*. 2009.

Batlan, Felice. "Law in the Time of Cholera: Disease, State Power, and Quarantines Past and Future." 80 *Temple Law Review* (2007).

Benedict, Michael Les."Contagion and the Constitution: Quarantine Agitation from 1859 to 1866." 12 *Journal of the History of Medicine* (April 1970).

Crosby, Alfred W. *America's Forgotten Pandemic*. 1989.

Downs, Jim. *Sick from Freedom: African-American Illness*

and *Suffering during the Civil War and Reconstruction*. 2012.

Duffy, John. *The Sanitarians*. 1990.

Fenn, Elizabeth A. *Pox Americana: The Great Smallpox Epidemic of 1775-82*. 2001.

France, David. *How to Survive a Plague: The Inside Story of How Citizens and Science Tamed AIDS*. 2016.

Gonsalves, Gregg, and Amy Kapczynski. "The New Politics of Care." *Boston Review*. April 27, 2020.

Gostin, Lawrence O. *Public Health Law: Power, Duty, Restraint*. 2008.

Hartog, Hendrik. "Pigs and Positivism." 1985 *Wisconsin Law Review* (1985).

Hunter, Nan D. *The Law of Emergencies: Public Health and Disaster Management*. 2009.

Hunter, Tera. *To 'Joy My Freedom: Southern Black Women's Lives and Labors after the Civil War*. 1997.

Jones, Absalom, and Richard Allen. *A Narrative of the Proceedings of the Black People, during the Late Awful Calamity in Philadelphia, in the Year 1793: And a Refutation of Some Censures, Thrown upon Them in Some Late Publications*. 1794.

Mckiernan-González, John. *Fevered Measures: Public Health*

and Race at the Texas-Mexico Border, 1848-1942. 2012.

Novak, William J. *The People's Welfare: Law and Regulation in Nineteenth-Century America*. 1996.

Olivarius, Kathryn. "Immunity, Capital, and Power in Antebellum New Orleans." 124 *American Historical Review* (2019).

Parmet, Wendy. *Populations, Public Health, and the Law*. 2009.

Roberts, Dorothy. *Fatal Invention: How Science, Politics, and Big Business Re-create Race in the Twenty-First Century*. 2012.

Roberts, Samuel Kelton. *Infectious Fear: Politics, Disease, and the Health Effects of Segregation*. 2009.

Rogers, Naomi. *Dirt and Disease: Polio Before FDR*. 1992.

Rosenberg, Charles E. *The Cholera Years: The United States in 1832, 1849, and 1866*. 1962.

Shah, Nayan. *Contagious Divides: Epidemics and Race in San Francisco's Chinatown*. 2001.

Snowden, Frank M. *Epidemics and Society: From the Black Death to the Present*. 2019.

Thornton, Russell. *American Indian Holocaust and Survival*. 1987.

Willrich, Michael. *Pox: An American History*. 2011.

致 谢

本书始于我在耶鲁法学院 2020 年春季课程"美国法律史"上的一个讲座。随着新冠期间大学关闭,也随着课程转移到线上平台 Zoom,在学生们的敦促下,我决定增加一节关于病毒的课程。耶鲁大学慷慨地在其网站上公开了这场讲座。耶鲁大学出版社的阿迪娜·波佩斯库·伯克(Adina Popescu Berk)看到了这个讲座,问我是否可以把它扩展成一本书。我希望她觉得这本小书配得上这份殊荣。

我很幸运地得到了研究助理们——法学院优秀学生们的迅速帮助。阿德拉·利洛拉里(Adela Lillolari)、保罗·梅斯基(Paul Meosky)和佐伊·鲁宾(Zoe Rubin)不知疲倦地查阅资料。纳特·华纳(Nat Warner)帮我准备了文稿。

早先与佩德罗·坎蒂萨诺(Pedro Cantisano)、吉姆·唐斯（Jim Downs）、阿贝·格鲁克（Abbe Gluck）、格雷格·冈萨尔维斯（Gregg Gonsalves）、比尔·诺瓦克（Bill Novak）、艾伦·奥尔姆斯特德（Alan Olmstead）、史蒂夫·皮蒂（Steve Pitti）、朱迪丝·雷斯尼克（Judith Resnik）和迈克尔·威尔里奇的交流，帮助我形成了对这个问题的思考。费利斯·巴特兰（Felice Batlan）、斯科特·伯里斯（Scott Burris）、艾米·卡普琴斯基（Amy Kapczynski）和温迪·帕梅特（Wendy Parmet）欣然阅读了草稿。耶鲁法学院新冠与法律教师研讨会的反馈、大卫·肖尔（David Schorr），以及由特拉维夫大学布赫曼法学院主办的线上会议——"流行病的法律史"——的参会者的反馈都给我提供了宝贵的洞见。总的来说，我依靠着那些了不起的历史学家，他们写出了很多关于公共卫生史的杰出著作。他们的名字有些出现在了注释里，偶尔也出现在正文中。罗宾·杜布兰克（Robin DuBlanc）提供了极其迅速而且出色的文字编辑工作。事实上的错误和判断的不足之处都由我负责。

非常感谢埃利奥特·格尔森（Elliot Gerson），他在关键的时刻给了我鼓励；感谢威特家的男孩们，古斯（Gus）和特迪（Teddy），他们今年春天在这里避疫，还和我一起游行；感谢令人惊叹的贝弗利·盖奇（Beverly Gage）的陪伴。

索　引

所有数字为本书边码。

译后记

从 2019 年 12 月武汉暴发新冠疫情到现在，时间已经过去三年有余，这三年对于所有中国人而言，无疑是一段非常特殊的时期。这段让人觉得如此漫长、在历史长河中又只是一瞬的岁月，给我们留下了太多复杂的记忆。当三年过去，新闻中终于传来行程码下线、全面解除封控、后疫情时代正式到来的消息，我相信那一刻很多人都和我一样热泪盈眶。

但历史告诉我们，新冠疫情既不是全人类共同面临的第一场疫情，也绝不会是最后一场，走了阿尔法毒株，还有德尔塔毒株、XBB 毒株……没有了新冠，还会有"新新冠""超新新冠"，只不过我们无从准确地预测，下一种掀起惊涛骇浪的病毒于何时何地到来。

病毒不同，人类应对病毒的方式却存在共性。在《美国传染病》这本小书里，耶鲁大学的法学教授约翰·费边·威特从政府和法律的限度、公民的权利和自由等角度梳理了美国的传染病史，介绍了美国法律塑造和应对传染病的方式。从作者的角度来看，现代国家应对传染病危机的方式大致可以分为威权的隔离主义和自由的卫生主义两个类型，而美国经常同时占据两个立场——对中产阶级白人和精英通常采取自由卫生主义的价值观，对弱势群体和大多数有色人种则往往采取威权主义和隔离主义。新冠暴发以后，美国历史上长期存在的模式再次出现，单从死亡率这一项指标上就能看出显著的种族差异。长期存在的医疗不公正的重现，针对亚裔的新一轮暴力犯罪，针对中国人制定的旅行禁令，再次凸显出美国一直存在的种族歧视。

这本书中讲到的一些问题我国并不存在，比如国家权力基于种族、民族、肤色和贫富对少数群体进行的歧视，联邦和州法律的冲突及法律解释中经常存在的避重就轻。但也有一些，比如隔离和疫苗接种中存在的问题，是我国在新冠疫情期间也经历过的。通过作者的论述，我们一方面意识到无论对哪个时期的哪个国家而言，传染病的应对都是一种对公正和利益进行平衡的艺术；另一方面我们也从之前网络上那些众说纷纭和莫衷一是中恍然大悟，各种站在政治立场上的批判与歌颂里都必然带着无可避免的傲慢和偏见。

为了对抗瘟疫，一个国家或民族到底该付出什么样的努力和代价？在经济和政治面前，人的生命有多宝贵？在疫情摇摆不定的天平上，我们到底该把更重的砝码放到哪一端？通读《美国传染病》你会发现，不论在历史上还是今天，不论在崇尚个体自由的美国还是在重视民族情感的中国，当人类每一次身处疫情旋涡中央的时候，都同样面临着两难的取舍、不定的答案以及新发的状况，在讨论孰是孰非的过程中，我们的共同目标是在行之有效地控制疫情与保护人的权利和尊严之间找到最恰当的平衡点。我想，阅读本书时，对新冠疫情中的经历仍深有体会的你，也一定会被书中的某个段落触动。

最后，特别感谢刘玮老师在本书翻译和校对过程中的帮助，也请各位读者和专家对翻译中的谬误不吝指教。

苏文敬

2023 年 1 月于山东第一医科大学附属省立医院

图书在版编目（CIP）数据

美国传染病：瘟疫与法律，从天花到新冠 /（美）约翰·费边·威特著；苏文敬译 . —北京：商务印书馆，2024

（社会思想丛书）

ISBN 978-7-100-23989-9

Ⅰ . ①美… Ⅱ . ①约… ②苏… Ⅲ . ①传染病—医学史—美国 Ⅳ . ① R51–097.12

中国国家版本馆 CIP 数据核字（2024）第 103381 号

社会思想丛书

美国传染病：瘟疫与法律，从天花到新冠

〔美〕约翰·费边·威特 著

苏文敬 译

商 务 印 书 馆 出 版
（北京王府井大街 36 号 邮政编码 100710）
商 务 印 书 馆 发 行
北京盛通印刷股份有限公司印刷
ISBN 978-7-100-23989-9

2024 年 7 月第 1 版　　　开本 880×1240 1/32
2024 年 7 月第 1 次印刷　　印张 5⅜

定价：58.00 元